LES INTERNES
DES HÔPITAUX DE PARIS
1802-1952

Le Monde des médecins au XXe siècle, Complexe, 1996.
Le Docteur Bernard Ménétrel. Éminence grise et confident du maréchal Pétain, Perrin, 2002.

BÉNÉDICTE VERGEZ-CHAIGNON

Les Internes
des hôpitaux de Paris
1802-1952

HACHETTE
Littératures

Ouvrage publié sous la direction
de Jean-Claude Lescure

À tous les anciens internes qui m'ont accueillie

Pour Hombeline et Anaëlle

Introduction

Qu'ont en commun Émile Littré, qui écrivit le dictionnaire que l'on sait, Jean Charcot, qui cartographia l'Antarctique, et Alfred Navarro, qui fut président de l'Uruguay ?

Qu'ont en commun le père de Gustave Flaubert, le père et le frère de Marcel Proust, le fils de Tristan Bernard et le frère de Philippe Soupault ?

Qu'ont en commun Pierre Dézarnaulds, sous-secrétaire d'État dans le gouvernement du Front populaire, Bernard Ménétrel, secrétaire particulier du maréchal Pétain à Vichy, et Saadeddine Zmerli, vice-président de la Fédération internationale des droits de l'homme au début des années 1990 ?

Qu'ont en commun Henri Mondor, Louis Pasteur Vallery-Radot, Jean Delay, Jean Hamburger et Jean Bernard, en dehors de leur appartenance à l'Académie française ?

Qu'ont en commun les Français Charles Richet, Charles Nicolle, Jean Dausset, François Jacob et l'Américain André Cournand, outre le fait d'avoir reçu un prix Nobel ?

Les internes des hôpitaux de Paris

Qu'ont-ils en commun ? Ce qu'ils partagent avec Claude Bernard, Fernand Widal, Gustave Roussy, Christian Cabrol, Étienne Beaulieu ou René Frydman, par exemple : ils sont tous anciens internes des hôpitaux de Paris.

C'est ainsi que les intéressés choisissent souvent de se définir, à l'exemple de ce professeur de faculté, qui fut reçu interne en 1874 et qui « a toujours aimé et défendu l'Internat, et se fait gloire de lui devoir tout : son instruction médicale, sa situation sociale, son nom même [1]... ».

Les internes se décrivent, dans leurs discours, leur presse, leurs commémorations, comme un corps ou, mieux encore, une famille. Mais insister sur la solidarité ou la communauté des intérêts, c'est oublier la règle de parité qui régit les rapports entre les internes. Dès lors que l'on est nommé interne, on est à égalité avec tous les autres internes, quels que soient l'âge, l'expérience, la spécialité, les postes et les honneurs... On est dorénavant *collègues* (et non pas confrères comme avec les autres médecins) et l'on se tutoie (ce qui fut longtemps peu courant). Une fois franchie la barrière du concours, il n'y a pas de hiérarchie. Et, dans une certaine mesure, cette égalité perdure quand on est devenu un *ancien* interne. Lors de l'exercice convenu du banquet annuel, le pédiatre Jules Renault peut déclencher l'approbation générale en déclarant :

Depuis le benjamin d'entre nous jusqu'au doyen de nos vétérans, quelque différentes que puissent être nos orientations et nos fonctions, nous sommes tous *pares*, égaux par la plus grande des dignités médicales, le titre d'interne des hôpitaux de Paris [2].

Introduction

L'internat ne serait-il donc qu'une de ces grandes écoles qui font la particularité française et contribuent indistinctement à former les élites ?

Ce n'est pas si simple. Si le très difficile concours de l'internat sélectionne bel et bien, il ouvre surtout les portes à une exceptionnelle formation médicale et chirurgicale. L'internat a longtemps constitué la voie de l'excellence ainsi que la principale façon de se spécialiser. Il représente aussi un apprentissage au vif des réalités et des urgences de la médecine, de même que le lieu d'une vie commune. Il est enfin doté d'une longue tradition et d'un ensemble de rites dont ceux de la vie quotidienne ne sont pas les moindres.

Son histoire, aujourd'hui vieille de deux cents ans, a commencé, comme bien d'autres, sous les auspices de Napoléon Bonaparte.

Bonaparte régit tout, codifie tout. Le Premier consul fixe des règles, établit des institutions, invente des traditions. En 1798, Antoine Chaptal demande à une commission de réfléchir aux « avantages et inconvénients d'un concours pour l'admission des élèves internes dans les hospices[3] ». On réfléchit pendant deux ans, pour ne trouver au final que des avantages et en étendre le principe aux hôpitaux. Au bout d'encore deux années, le projet, suivi par Chaptal (devenu entre-temps ministre de l'Intérieur) et le préfet de la Seine, Nicolas Frochot, est prêt. Le 23 février 1802 (4 ventôse an X) est créé l'internat en médecine et chirurgie des hôpitaux et hospices civils de Paris, dans le cadre d'un simple Règlement général pour le service de santé. Six mois plus tard (13 septembre 1802 ou 26 fructidor an X), le premier concours de l'internat couronne vingt-quatre reçus. Les vingt-quatre premiers élèves internes des hôpitaux. Des milliers d'autres suivront.

Cet internat est un élément parmi tant d'autres de la réorganisation de la médecine française, pour le moins chahutée par la tourmente révolutionnaire. Dès la fin du XVIIIe siècle, la réforme des études médicales a été à l'ordre du jour pour des motifs à la fois pratiques et philosophiques. Mais le *Plan de constitution pour la médecine en France* rédigé par la Société royale de médecine et qui prévoyait des « élèves internes » est demeuré lettre morte. En 1792, l'Assemblée législative ferme les facultés existantes qui ont statut de corporations et sont jugées médiocres. La médecine est donc touchée par la suppression de tous les monopoles professionnels. Ensuite, la propriété des hôpitaux est retirée à l'Église et aux ordres religieux (sans que l'on sache bien par qui les remplacer). Du passé, faisons table rase. L'exercice de la médecine ne nécessite plus de diplôme, et devient accessible à tous (moyennant l'acquittement de la patente). Les charlatans de plus ou moins bonne foi, hommes ou femmes d'Église, philanthropes, guérisseurs, rebouteux, bonimenteurs de foire, exercent, en toute impunité, sur la clientèle un attrait réel dont les médecins mettront un siècle à se débarrasser.

Tout de même, les révolutionnaires n'ont pas tardé à s'apercevoir des limites de cette licence professionnelle. Ce sont les nécessités militaires qui vont, en fait, décider d'une réorganisation des études médicales. Le chimiste et médecin Antoine François de Fourcroy fait, au nom du Comité de salut public, le 7 frimaire an III, un rapport où il appelle « la sollicitude de la Convention sur une branche d'instruction dont le besoin se fait sentir pour le service et l'entretien des armées de la République. [...] Les nombreux bataillons des républicains chargés du soin de la défense de la liberté et de l'égalité exigent à leur suite une grande quantité d'hôpitaux pour recueillir et soigner ceux des soldats de la patrie que la fatigue des marches, l'intempérie des saisons, des honorables blessures enlèvent pour quelque temps à la gloire qui les appelle encore [4] ».

Durant les dix-huit mois précédents, six cents officiers de santé ont été tués aux armées. Il faut non seulement les remplacer, mais encore prévoir d'alimenter de façon continue un service de santé gros consommateur de vies humaines.

Il est donc décidé de reformer des Écoles de Santé pour accueillir, chacune, trois cents étudiants, salariés par la nation, dits « élèves de la Patrie », répartis selon leur niveau d'études entre « commençants », « commencés » et « avancés ». Ces écoles sont situées à Paris et à Montpellier, en vertu de leur longue tradition et du rayonnement international qui fut par le passé celui de leurs vieilles facultés, ainsi qu'à Strasbourg, pour les raisons stratégiques que l'on devine aisément dans un pays en guerre.

Le succès est immédiat, suscitant même l'afflux des étrangers, afflux accentué par les conquêtes de la Révolution. En 1798, les étudiants sont déjà mille deux cents, soit la moitié de tous les étudiants français. Aux « élèves de la Patrie » se sont adjoints des étudiants qui suivent bénévolement les cours pour se former à la médecine. Toutefois, l'exercice de la médecine reste ouvert et, pour suivre sa vocation, chacun demeure libre d'avoir ou non été étudiant ou diplômé. Aussi une loi de 1797 sur les examens reste-t-elle à peu près lettre morte. Pourtant, la thèse est rétablie deux ans plus tard. Et, surtout, on voit disparaître des travers qui encombraient la médecine sous l'Ancien Régime : l'usage systématique du latin, les querelles philosophiques caricaturées par Molière, les consultations par correspondance, documents d'archives qui enchantent aujourd'hui les historiens, mais se révélaient sur le moment d'une piètre efficacité.

En vertu de l'intérêt bien compris de la nation, comme d'un esprit de bonne organisation, Bonaparte ne tolère pas longtemps les restes de ces désordres. Les études médicales sont reprises en main dans le cadre de ce qui deviendra l'Université impériale. Dorénavant, l'État contrôle l'enseignement et les diplômes. La fin de l'emprise ecclésiastique est symbolisée par l'abandon de l'enseignement et des examens en latin au profit du français, phénomène exceptionnel en Europe.

La faculté s'installe dans les locaux, vastes et assez luxueux, de l'ancienne académie de chirurgie. Mais la place manque bientôt pour l'enseignement pratique. Logés à la clinique de perfectionnement au sein de la faculté même, des malades doivent traverser la rue pour se rendre dans l'amphithéâtre de l'École pratique pour les consultations ouvertes aux étudiants.

Car toutes ces réformes coïncident avec l'avènement de la grande médecine clinique française, une médecine faite d'observations « au chevet du malade », selon l'expression consacrée. L'enseignement théorique se trouve complété d'un fort volet pratique à l'hôpital et en salle de dissection, l'anatomie devenant le socle même des études.

C'est donc dans ce cadre que sont instaurés les

concours hospitaliers qui recruteront de l'externe jusqu'au chef de service. L'hôpital ajoute à sa vocation charitable une dimension scientifique. Le conseil général des hospices prend en charge l'administration des hôpitaux parisiens, dévolus aux indigents. En 1849, l'Assistance publique assumera toutes ces fonctions, en particulier l'administration des hôpitaux qui deviendront les Hôpitaux de Paris.

On admet que médecine et chirurgie procèdent des mêmes bases et il n'y a plus d'organisations professionnelles distinctes pour ces deux « métiers ». Enfin, la profession est réglementée par la loi du 19 ventôse an XI (10 mars 1803) qui pose une spécificité de l'« art » médical impliquant une formation définie, sanctionnée par des diplômes. Mais elle crée deux catégories, presque deux classes, de praticiens : les docteurs en médecine et les officiers de santé (dont l'exemple le plus fameux, quoique littéraire, est Charles Bovary). Elle est complétée par des dispositions figurant au Code civil et au code pénal, tel le secret professionnel, mais aussi, plus drôlement, l'impossibilité pour un médecin d'hériter de l'un de ses patients.

Des officiers de santé, donc, et des médecins à part entière parmi lesquels les concours hospitaliers, en particulier celui de l'internat, vont se charger de faire naître une élite. La distinction des plus méritants sur les bases d'une égalité des chances, les grandes écoles, les grands corps, tout cela est dans l'air du temps. Triomphe de la Raison. L'internat lui-même incarne l'aboutissement combiné de coutumes locales et d'utopies réformatrices.

En effet, si l'on fait un effort de généalogie, on pourra toujours trouver à l'origine des internes des compagnons chirurgiens, dont ceux de l'Hôtel-Dieu. On remontera ainsi au XVIIe siècle. Mais on verra aussi le résultat du large mouvement de réflexion et de rénovation qui agite la France des Lumières.

Cette création va vite s'avérer un succès. Dans tous les domaines : des étudiants de plus en plus nombreux à concourir, la régulation pérenne du fonctionnement des nouveaux établissements hospitaliers, la prospérité de la médecine française et des avancées scientifiques, un rayonnement national, voire international, des listes interminables d'illustrations de la science formées au moule exigeant de l'internat.

En outre, si le XIXe siècle est le temps d'un bond prodigieux de la médecine, en termes d'enseignement, d'organisation professionnelle, de connaissances, il s'accompagne d'un changement de statut social du médecin. On moquait Diafoirus (et on le craignait). On va se mettre à révérer Broussais, Laennec, Dupuytren et tant d'autres. On donne à des rues, à des avenues le nom de médecins. On donne leur nom à des hôpitaux, qui ne sont désormais plus baptisés de celui de leur généreux fondateur. On rend un hommage public à ceux que l'on vient voir et entendre du monde entier. Ces réalités s'accompagnent d'une profusion d'images : Charles Bovary, le bon docteur Bénassis, Antoine Thibault, cartésien et ambitieux. Toutes figures littéraires relayant les figures mythiques : Pasteur, Claude Bernard, le grand savant, le grand patron. Et, dans une moindre mesure, le carabin, l'interne que fut, à ses débuts, le grand homme.

Derrière toute cette gloire se profilent silhouettes et visages. La silhouette d'un petit jeune homme en col dur, en guêtres, la blouse blanche ou le tablier passé sur le costume, le chef coiffé d'un calot de ratine noire puis de toile blanche, une pèlerine, enfin, jetée sur les épaules lorsqu'il circule entre les pavillons d'un immense hôpital, ville miniature séparée de Paris par de hauts murs. C'est un jeune homme sérieux. Sur lui seul repose pendant la garde de l'après-midi et de la nuit la responsabilité de l'hôpital tout entier. Ce n'est que pendant la matinée que seront là les autres membres du corps médical, tous bénévoles comme lui, venus pour le prestige, pour la science, pour la formation. Il n'est pas seulement la principale cheville ouvrière d'un monde où le temps plein hospitalier n'existe pas. Il est la clef de voûte même de tout l'édifice. Il en recevra au bout de quatre ans la récompense lorsqu'il apposera sur la porte de son cabinet cette plaque où il pourra faire figurer ce sésame : « ancien interne des hôpitaux de Paris ». Ultérieurement, il pourra en outre tenter sa chance pour d'autres concours, grimper les échelons de la hiérarchie, finir à l'Université, à l'Académie, à l'Institut, recru d'honneurs.

Pour l'heure, il apprend, durement, son métier. Il l'apprend tout le temps. Il est interne, c'est-à-dire résident. Il vit à l'hôpital, il y mange, il y dort, il y a sa chambre, ses affaires, sa vie sociale, sa vie sexuelle s'il prend le risque de faire entrer au pavillon des internes une grisette ou une cocotte.

C'est là qu'il travaille et c'est là qu'il s'amuse. Il fait des blagues, énormes, de mauvais goût souvent, très drôles parfois, scatologiques, politiques, macabres. Il a l'humour d'un carabin. Il fait de la musique, il fait des vers, il taquine la muse. Parfois, ce sont les très pornographiques *Trois orfèvres*, parfois, c'est la plus gourmée *Épopée de Bicêtre*. Il se pique de beaux-arts.

Il peint sur les murs de sa salle de garde. Illustration des classiques : saint Louis soignant les vénériens. Mise en boîte des chefs de service : « Il vaut mieux beaucoup de petites pinces qui ne servent à rien que quelques-unes qui servent à quelque chose... », propos du vaniteux chirurgien Jules Péan. Ou il se fait aider par des professionnels. Et c'est l'ancienne salle de garde de la Charité avec médaillons de Gustave Doré. Les artistes aiment les salles de garde. Mais, attention, n'entre pas qui veut. Pas les femmes, en principe... Mais un jour, elles seront internes elles aussi. Et les autres, sur invitation, avec l'accord plus ou moins tacite de tous les commensaux. On parle, on parle fort, on chante. On lance des *tonus*, les chahuts par excellence de la salle de garde qui prennent pour cible, au choix, l'administration de l'hôpital, le pharmacien ou une autre salle de garde avec raids sur les bannières ou kidnappings d'animaux mascottes. On monte des revues, des tableaux de genre. Il ne sera pas dit que, pour la photo annuelle, on n'aura pas reconstitué *La Leçon d'anatomie, Le Départ des volontaires* ou... la chorale des chancres mous.

Et parfois, l'interne sort. Le voilà hors les murs, en groupes constitués pour choquer le bourgeois. Revient tous les ans le célébrissime bal de l'internat, précédé du défilé des chars des différentes salles de garde. Bannières en tête. On rivalise : beaucoup de nudité, beaucoup de parodies, beaucoup de bruit.

Voici donc l'interne qui s'avance, tour à tour carabin déchaîné ou médecin responsable. Le major de la promotion de 1929 ne croit pas si bien dire en affirmant que, fort de ces traditions, l'internat durera plus longtemps que la république elle-même : il a, à ce jour, traversé douze régimes !

Introduction

Non point, il est vrai, sans évoluer lui-même et très profondément, en fait, depuis une cinquantaine d'années, changeant d'échelle et, presque, de fonction. D'autant plus que l'interne n'en est plus un, puisque voilà dorénavant beau temps qu'il ne vit plus à l'hôpital et qu'il prend ses repas au self, comme tout le monde.

C'est pourquoi ce livre s'en tiendra aux cent cinquante premières années d'existence de l'internat pour dépeindre une vie quotidienne, vraiment quotidienne, qui se répète tous les jours pendant les quatre ans que dure la formation, et qui est restée assez semblable à elle-même dans ses principes et son organisation.

Chapitre premier

Pourquoi devenir interne ?

Devenir interne est un choix et non une obligation. Mais c'est un choix difficile parce que le concours, très ardu, implique une préparation lourde de sacrifices et que les années passées dans les hôpitaux sont à la fois rudes et mal rétribuées. Or on peut devenir médecin et avoir une vie professionnelle riche et fructueuse sans se soumettre à de telles contraintes. Dans ces conditions, pourquoi sont-ils si nombreux, chaque année, à tenter le concours au prix d'efforts acharnés ?

Faire de la médecine derrière des dos

Ainsi qu'on l'a dit, la création de l'internat est concomitante des débuts de la médecine clinique, celle qui se pratique et s'apprend par l'observation, au chevet du malade. Dorénavant, enseigner la médecine, c'est montrer des malades, faire des comparaisons, constater des évolutions. Lorsqu'on est étudiant, plus on voit, plus on apprend. « Peu lire, beaucoup voir,

21

beaucoup faire », telle est la définition idéale donnée par Antoine François de Fourcroy, l'un des créateurs de l'internat.

De tout temps a existé un apprentissage, de type privé et proche du compagnonnage, qui consistait à accompagner un praticien lors de ses visites et de ses consultations pour acquérir la pratique et les connaissances par l'exemple. Dorénavant, cette acquisition se fait sur une plus vaste échelle, dans les hôpitaux, en suivant les *cliniques*, c'est-à-dire les chaires professorales localisées dans des services hospitaliers. On assiste au cours en suivant un professeur, qui est en même temps médecin hospitalier, dans sa visite quotidienne des hospitalisés, dans les consultations où il reçoit des patients extérieurs, dans les interventions chirurgicales qu'il pratique.

Excellente sur le papier et valide quant à ses résultats, cette méthode suscite pourtant de grands inconvénients matériels.

D'emblée, Pierre Cabanis, lui-même médecin et professeur d'hygiène, s'interroge : « Comment conduire cent cinquante à deux cents élèves au lit d'un malade ? Comment leur permettre de l'observer et de le palper à loisir[1] ? » Les hospitalisés sont transformés peu ou prou en objets d'étude, au beau milieu de leur détresse. Le chirurgien Robert Merle d'Aubigné, interne de 1924, émet ainsi des doutes sur la valeur de l'enseignement dispensé aux stagiaires, qui promènent leurs blouses d'une propreté douteuse dans des salles qui le sont à peine moins. Il y voit surtout une occasion de s'endurcir, de contracter trop d'indifférence à l'égard de la souffrance et un manque d'égard pour les malades submergés par cette foule médicale et étudiante[2].

Pourquoi devenir interne ?

Est-ce une impression isolée ? Nullement. Les témoignages des étudiants abondent :

> Croit-on qu'il soit agréable à un malade moyen, bronchiteux, tuberculeux léger, de servir de sujet de démonstration à une véritable foule ? L'agitation autour du grand malade est indiscutablement un facteur d'aggravation et imagine-t-on un agonisant au milieu de la foire que représente la cohue des stagiaires[3] ?

L'administration hospitalière, d'ailleurs, met quelque temps à être convaincue par les vertus de l'enseignement clinique. On constate encore, sous la Restauration, des réticences si vives de sa part qu'elles se traduisent par un effort têtu pour restreindre l'accès des étudiants à l'hôpital.

Puis l'administration se résigne et, d'ailleurs, des conventions régissent dorénavant la dévolution de services hospitaliers aux chaires de clinique qui deviennent les foyers intellectuels de la médecine parisienne.

Tout de même, en 1922 encore, le directeur de l'Assistance publique donne une interview où il reconnaît que les étudiants « nous gênent, on nous les impose[4] ! ».

Quant à l'afflux, il empire car le stage clinique des étudiants débutants, longtemps bénévole, finira par devenir obligatoire pour tous les *roupious* (étudiants sans fonction hospitalière). Dans les grandes cliniques médicales ou chirurgicales, ce sont facilement cent stagiaires qui suivent la visite menée par le professeur, déjà entouré de la nuée de ses assistants, agrégés, chefs de clinique, internes et externes. « Les élèves ne voient rien, n'apprennent rien », se plaint Jean Nicolas Corvisart, le grand médecin du Premier Empire[5]. Hormis ceux qui ont pu se faufiler au premier rang, les étudiants n'aperçoivent rien ou presque et n'entendent guère plus que des bribes à chaque station devant un lit.

> Cent personnes au bas mot s'agitent entre les lits, au milieu d'un brouhaha confus. Des remous se produisent dans la foule, un silence relatif s'établit et on entend le professeur parler avec éloquence sur un malade, dont sept ou huit privilégiés peuvent voir la figure. Le reste, suivant l'expression bien connue, fait de la médecine derrière des dos. Anonyme unité d'un troupeau, le stagiaire, dégoûté, lit son journal ou bavarde à voix basse avec un de ses collègues. Le stagiaire est considéré comme un meuble encombrant et traité comme le dernier des individus[6].

C'est un plaidoyer, répété au long des décennies, moins comme une revendication que comme le constat d'une fatalité. Ce premier contact physique avec la médecine est une déception :

> Son stage, écrit dans sa thèse l'un de ces anciens roupious, qu'il pensait plein de promesses, consiste à suivre impitoyablement tous les jours la longue file qui se presse derrière le patron, à entendre quelques paroles entrecoupées qu'il ne comprend pas puisqu'elles s'adressent aux plus anciens que lui. S'il est en chirurgie, il voit de loin de « belles opérations », écoute de plus en plus passivement quelques cours à la chaire de l'hôpital et peu à peu se sent oublié[7].

Pourquoi devenir interne ?

Des photographies du début du siècle nous montrent par exemple un service de clinique chirurgicale où les élèves, perchés sur les raides degrés d'un petit amphithéâtre, doivent suivre les détails d'une intervention par-dessus les épaules des chirurgiens, aides-anesthésistes et infirmières.

Et la visite elle-même finit par sombrer, du point de vue des étudiants, dans le ridicule :

> En tête, Horace, le patron, fonçant de toute la vitesse de ses jambes, lancé dans un cent mètres essoufflant, sans souci des poursuivants qui s'égrenaient sur sa trace ; puis la panseuse, puis au hasard de leur zèle et de leurs aptitudes physiques, la troupe des combattants entraînés dans son sillage [8].

En outre, la connaissance des maladies se fait en ordre dispersé, au hasard des hospitalisations. Certes, un grand service présente une multitude de cas, mais pas toujours avec la cohérence dont rêverait un pédagogue.

L'étudiant en médecine, partout, est livré à lui-même, à sa bonne volonté, à ses capacités. Un encadrement déficient lui laisse la bride sur le cou, défaut renforcé par la vacuité d'un contrôle des connaissances largement formel qui s'avale à coups de par cœur en provenance directe des cours polycopiés ou des manuels. Il faut ajouter que le progrès de la médecine s'accélère à tel point que l'université a du mal à suivre. Robert Debré, interne reçu en 1906, confie avoir réussi, durant ses études antérieures à l'internat, à se dispenser d'assister tant aux opérations qu'aux accouchements, dont le spectacle le rebutait. On pouvait alors sécher les stages comme les cours. Les cours de la faculté, dit-on au XIXe siècle, sont comme les femmes laides. Personne ne les suit. Et dans les années 1950, la plaisanterie prend un tour plus administratif : article 1er, la faculté est fermée ; article 2, les études continuent comme par le passé.

On estime, à la fin du XIXe siècle, que les stages hospitaliers de formation pratique représentent pour l'étudiant ordinaire au mieux un tiers de son temps d'études. Qui plus est, l'assistance aux travaux pratiques n'est rendue obligatoire qu'en 1878, date à laquelle est aboli le privilège des professeurs libres qui, moyennant finances, remettaient les étudiants à niveau. On peut, au passage, remarquer que le plus suivi de ces professeurs est un ancien interne de 1858, Joseph Fort, dont la carrière avait tourné court après qu'il eut blessé un collègue au cours d'un duel.

Or, en dépit de ces défauts considérables, l'étudiant en médecine se rend compte que l'hôpital est bien le haut lieu de l'apprentissage. L'expérience quotidienne montre au stagiaire que l'observation méthodique, consolidée par les connaissances engrangées grâce à une bonne mémoire, fournit alors la base de la médecine, à commencer par celle du diagnostic. On lui attribue quatre lits. Il doit « prendre des observations », alpha et oméga de la médecine clinique. Et, éventuellement, prêter au patient une oreille compatissante, à défaut d'être compétente.

Ainsi, en regardant simplement autour de lui, il peut s'apercevoir que d'autres jeunes, à peine plus âgés que lui, sont mêlés au travail médical. Ils prennent la parole, pratiquent des gestes médicaux, font à proprement parler partie de l'équipe. Qui sont ces privilégiés ?

Pourquoi devenir interne ?

Un grand personnage : l'interne

Ils ne sont pas difficiles à reconnaître : ils portent, selon les époques, une blouse ou un tablier, éventuellement une calotte. Et ils ont des responsabilités !

Parmi eux, en premier lieu, les externes, issus d'un concours oral, point trop difficile, qui peut se tenter dès la deuxième année de médecine. L'externe est jeune, doté d'une blouse ou d'un tablier trop petit ou trop grand et qui casse aux plis. De sa poche de poitrine dépassent un abaisse-langue, un marteau-réflexe et de quoi noter les fameuses observations qu'il devra présenter. Affecté à un service, il prend en charge une dizaine de lits. Il examine les malades, il ausculte, percute, palpe, effectue des gestes simples, pratique la petite chirurgie, aide lors des interventions pour tenir les instruments ou procéder aux anesthésies...

Au-dessus, dans l'empyrée hospitalier, l'interne, reconnaissable à son calot et à sa capote bleue fournis par l'administration. Et qui, honneur suprême et redoutable, parle familièrement avec le chef de service, le *patron*. Bien sûr, les stagiaires ne tutoient pas les internes et ne les appellent pas par leur prénom. Ils usent avec eux de ce « Monsieur » par lequel tous s'adressent au chef de service lui-même.

Aux yeux du débutant, l'interne est non seulement un puits de science et une autorité, mais aussi un personnage vaguement sulfureux, du fait de la réputation extravagante et inquiétante de la salle de garde que l'on croit deviner au travers de ses chansons dont on trouve les textes — sous le manteau — au Quartier latin.

Les internes des hôpitaux de Paris

L'externe, apprend-on, outre sa place légitime dans l'équipe médicale, s'est acquis le droit de concourir à l'internat pour briguer cette formation polyvalente et pointue et les fonctions éminentes de celui qui fait, bon an mal an, tourner l'hôpital au point de vue médical.

Mais, au fond, il faut connaître l'existence de l'internat pour penser même s'y essayer. Il instaure des règles du jeu, un jeu scolaire et, en partie, social, ne serait-ce que dans les relations à établir avec les chefs de service et avec des camarades bien doués avec lesquels on pourra réviser. Il faut donc se représenter le désarroi des jeunes provinciaux (et des jeunes étrangers) qui arrivent à Paris pour commencer des études de médecine qui sont déjà d'une particulière difficulté, s'ils viennent d'un milieu de petite bourgeoisie ou de paysannerie enrichie. Un jeune Roumain, qui sera interne en 1934, évoque son ignorance :

En arrivant à la Pitié, stagiaire en première année, je n'avais aucune idée de la marche des études médicales, des concours, du fait que c'étaient en somme des études parallèles à l'enseignement de la faculté. Un camarade me dit : « Il y a des conférences d'externat. Il faut les suivre ! »

J'ai été nommé à mon premier concours d'externat. J'avais déjà la blouse de l'hôpital et j'étais payé huit francs par jour. Je regardais avec jalousie ceux qui avaient la capote bleue[9].

Pourquoi devenir interne ?

On monte à Paris

Suivant l'exemple parisien, des internats se sont créés au fil des décennies dans les ressorts des facultés ou des écoles de santé de villes de province. Il en est de très remarquables. Mais ils n'auront jamais ni la force ni la célébrité de celui de Paris. Et l'on voit couramment les étudiants les mieux doués venir à Paris tenter l'internat, après l'avoir réussi en province. Pierre Bazy, étudiant à Toulouse au début des années 1870 et interne à Paris en 1875, raconte :

> Je ne voyais l'interne des hôpitaux de Paris que le front ceint d'une auréole de gloire et de science. Et je ressens encore l'effet que produisirent sur moi, sur nous, petits provinciaux, l'annonce de l'arrivée et le passage dans notre hôpital d'un interne des hôpitaux de Paris [10].

D'emblée, le rayonnement de l'internat parisien a été national. Pour quatorze des vingt-quatre premiers internes reçus, on connaît l'origine géographique : deux Parisiens et, pour le reste, un remarquable éventail : Saône-et-Loire, Yonne, Basses-Alpes, Jura, Gironde, Cher, Loiret, Manche, Ardennes, Puy-de-Dôme... Cent vingt-cinq ans plus tard, ils sont encore près de la moitié à ne pas être originaires d'Île-de-France, dix pour cent sont étrangers et cinq pour cent viennent de l'Empire colonial. Les internes du XIXe siècle sont aux trois quarts nés en province.

Joue, certes, l'attraction d'une école, ô combien prestigieuse, mais aussi le résultat mathématique de la proportion des étudiants en médecine drainée par la faculté de Paris. Elle accueille la moitié des étudiants en médecine de France et forme plus de docteurs que toutes les autres facultés réunies. Il n'y a guère que Bordeaux, Lyon et Strasbourg pour résister à cet aimant de l'ambition et du plaisir. Même la très ancienne université de Montpellier a été battue en brèche, en termes de doctrine et de pouvoir d'attraction. Il faut reconnaître que jusqu'à la fin du XIXe siècle, la qualité de l'enseignement médical varie beaucoup selon les lieux, surtout dans les petites écoles de médecine qui manquent un peu de tout : locaux, bibliothèques, collections, cadavres à disséquer, et restent assujetties à l'hôpital local dont le personnel médical peut être restreint en nombre comme en valeur, faute d'émulation.

On vient donc à Paris faire sa médecine. À pied, en diligence (un mois de voyage depuis le Périgord sous l'Empire), en train à partir des années 1850. Et puis muni d'une lettre de recommandation pour un professeur ou un chef de service hospitalier. Souvent, un père, un oncle médecin écrivent ainsi à un ancien condisciple doté d'une belle situation. Quelques conseils seront les bienvenus au milieu des arcanes et des épreuves des études médicales.

Car la médecine est une voie difficile qui a bouleversé bien des enfances et des adolescences protégées. On connaît l'histoire de Berlioz, acceptant de s'inscrire en médecine pour complaire à son père et s'enfuyant lors de sa première séance de dissection. On doit imaginer aussi le choc représenté par l'hôpital. Un choc physique tout d'abord. Jean Bernard, interne de 1930, qui, cinq années plus tôt, pénètre pour la première fois dans un service hospitalier, raconte :

Pourquoi devenir interne ?

Je m'évanouis aussitôt. Je tombe. Est-ce la chaleur très forte ? La vue des malheureux malades ? L'odeur de l'éther largement utilisé à l'époque ? Ou ces trois causes associées [11] ?

L'un de ses contemporains, Paul Milliez, renchérit :

Les jeunes femmes que j'ai soignées au service des fausses couches auquel j'avais été affecté ont en quelque sorte fait partie de mon éducation. Elles ont contribué à me révéler ce qu'était véritablement le monde. Auparavant, j'avais vu mourir, déjà, de tuberculose, et beaucoup de jeunes gens même. Chaque matin, j'avais pratiqué une autopsie, œuvrant sur le corps d'un jeune garçon ou d'une jeune fille de mon âge, auxquels parfois je m'étais, à force de soins attentifs, profondément attaché [12].

Longtemps, à dire vrai, un jeune bachelier qui voulait entrer à l'université n'eut guère de choix qu'entre le droit, la médecine et, dans une moindre mesure, les sciences et les lettres. Pourquoi choisit-on la médecine, discipline plutôt ardue et au cursus plus long (quatre, puis cinq, puis six, puis sept ans) ? La vocation, bien sûr ! C'est elle qui, dans toutes les enquêtes, dans les mémoires, apparaît le plus fréquemment comme motif de décision. Vocation de secourir son prochain, de soigner. Mais aussi, délicieuses suggestions de l'ambition. Louis Véron, interne en 1820, s'est, dès l'enfance, donné pour modèle son voisin le Dr Arvity, médecin du roi de Rome. Et l'un de ses prédécesseurs confie :

Les internes des hôpitaux de Paris

J'avais toujours trouvé digne d'envie le sort des médecins que je voyais. Ils étaient en petit nombre dans les campagnes ; on ne les appelait que dans les grandes occasions. [...] On les recevait bien, on les payait de même. Ils avaient de beaux chevaux. On leur envoyait de tous côtés des présents, des primeurs, de beaux fruits, du gibier, du poisson ; partout, on leur témoignait la plus grande déférence [13].

La vocation, donc, mais pas uniquement. On est souvent médecin de père en fils. Ce n'est pas seulement le résultat d'un avantage économique ou social, c'est aussi une valeur revendiquée, presque comme une garantie pour les patients.

Ce qui est vrai des médecins en général l'est plus encore pour les internes. Il a existé, il existe encore, de véritables familles d'internes à faire pâlir d'envie les dynasties princières ou celles du cirque ! Durant la première moitié du XIXe siècle, plus de vingt professeurs de la faculté de médecine de Paris voient leur fils, leur neveu ou leur gendre devenir à leur tour professeur. Le chirurgien Antoine Dubois (1756-1837) réussit pour sa part à « caser » son fils, ses quatre gendres, puis trois de ses petits-fils. Dans la famille d'un autre chirurgien de la Restauration, sept générations se succèdent à la faculté de gendre en gendre [14].

Un universitaire américain, fasciné par ces cascades, a réfléchi sur les causes de cette reproduction et en a trouvé deux, dont la contradiction s'explique parce qu'elles se sont succédé. Dans un premier temps, la profession médicale, y comprise à son sommet, n'était pas assez cotée en termes de fortune et de prestige pour intéresser beaucoup. Au contraire, à partir de la seconde moitié du XIXᵉ siècle, les grands médecins, au premier rang desquels les anciens internes, ont su transformer leur profession de façon à la rendre si attractive qu'ils préfèrent en réserver d'abord les fruits à leur propre progéniture [15].

Dans ces milieux, on sait bien, évidemment, que l'internat constitue la voie royale et qu'il faut l'emprunter. Pourtant, l'existence même du concours garantit sinon des chances égales, du moins une chance possible, même à défaut de tout appui familial.

Or cet internat permet par surcroît de remédier aux autres inconvénients que nous avons évoqués : l'encombrement des services hospitaliers et de la faculté, qui fait que l'on manque parfois de cadavres à disséquer, de femmes à accoucher, de lits à desservir ; l'isolement qui laisse l'étudiant n'apprendre rien ou apprendre mal ; les lacunes de l'enseignement universitaire enfin. À tout cela, le remède consiste, pour les plus consciencieux ou les plus ambitieux, à passer les concours, à commencer par l'externat, point trop difficile.

L'internat (et l'externat) représente en premier lieu la garantie de bénéficier d'un enseignement plus complet et plus soigné. L'internat distingue ainsi une élite, non seulement par la sélection instaurée par le concours, mais par la formation qu'il offre. Probablement plus compétent, l'interne est en tout cas plus expérimenté. La pratique s'accorde ici à merveille avec la doctrine clinique en vigueur qui fait du chevet du malade la source essentielle d'une bonne formation. En réaction aux divagations théoriques du passé, l'observation devient loi d'airain. À la Belle Époque, un chirurgien arrivé donne à son fils, à l'orée de ses études médicales, le conseil primordial pour réussir : le matin à l'hôpital, l'après-midi à la dissection, le soir dans les livres et les résumés pour préparer les concours.

Le pli est pris. Alors que les hiérarchies hospitalière et universitaire sont distinctes dans les textes réglementaires, elles se confondent dans les faits. Bien qu'il n'y ait obligation d'être ni ancien interne ni médecin des hôpitaux pour devenir chef de clinique, agrégé ou professeur de médecine, il devient bientôt inconcevable d'être nommé à la faculté si l'on n'a pas accompli tout le cursus des hôpitaux. Peuplée d'anciens internes, la faculté se met à reconnaître à l'internat une sorte de primauté. Les plus grands doivent s'y plier. Clovis Vincent, médecin devenu neurochirurgien par ses talents exceptionnels, veut-il, dans les années 1930, nommer chef de clinique un protégé, simple docteur ? Il suscite une levée de boucliers et doit renoncer, alors qu'en termes légaux il est dans son bon droit. Les agrégés qui ne sont pas issus de l'école parisienne sont systématiquement bafoués. Aucune discipline universitaire ne présente un tel cloisonnement et ce, jusque dans les années 1950.

Des histoires extraordinaires

Voilà les grandes raisons pour lesquelles, au fond, on peut décider de tenter de devenir interne. Quoiqu'il existe des destins personnels bien plus originaux et déroutants, qui montrent que tous les chemins, même les plus détournés, peuvent mener à l'internat. Et bien au-delà.

Ainsi François Magendie, de la promotion de

l'an XI. Son père, chirurgien provincial, est un inconditionnel de la philosophie des Lumières. Au point de mettre en pratique les idées de Rousseau sur l'éducation avec un zèle outrancier. Seule compte l'indépendance de ses enfants. Leur instruction est largement secondaire. Avec les débuts de la Révolution, toute la famille vient s'installer à Paris pour que le père puisse se consacrer à la politique. À la mort de sa mère, survenue un an plus tard, Magendie se retrouve livré à lui-même et décide d'apprendre à lire et à écrire par ses propres moyens. À dix ans, pour la première fois il peut aller à l'école. Quatre ans plus tard, il gagne un prix national pour un essai sur les droits de l'homme. À seize ans, alors qu'il est trop jeune pour entrer à l'École de Santé, un chirurgien de l'Hôtel-Dieu l'accepte comme apprenti. À vingt ans, il sera interne des hôpitaux, début d'une longue et brillante carrière qui sera éclipsée par celle du plus célèbre de ses élèves, Claude Bernard. Claude Bernard, lui-même monté à Paris son premier drame en vers dans la poche, sûrement plus décidé à faire carrière dans les lettres que dans les sciences.

On trouve aussi l'histoire amusante d'un médecin malgré lui, Jean Cruveilhier, major de la promotion de 1811. Il eut la main forcée — et c'est peu dire — par son chirurgien militaire de père alors qu'il voulait entrer dans les ordres. Au bout de quatre autopsies, il est si dégoûté qu'il recommence clandestinement ses études au grand séminaire de Saint-Sulpice. Aussitôt averti, son père vient l'en tirer *manu militari* et le confie à Guillaume Dupuytren, le plus grand chirurgien de son temps, pour en faire de gré ou, en l'occurrence, de force un médecin. Ayant accompli son internat et passé sa thèse, Cruveilhier, se trouvant quitte pour son compte, s'en retourne modestement à Limoges pour y devenir un anonyme médecin de famille. C'est compter une fois encore sans son père qui le harcèle tant et si bien qu'il revient à Paris tenter les concours hospitaliers. Avec le soutien de Dupuytren, il réussit à décrocher un premier poste d'assistant. Il est sur le point de renoncer lorsqu'il est pris en main par le grand maître de l'Université de la Restauration, Mgr Frayssinous, qu'il a connu à Saint-Sulpice. Un an plus tard, il est professeur d'anatomie. Ses travaux ultérieurs justifieront cet acharnement et le mèneront au faîte des honneurs puisqu'il finira par présider l'Académie de médecine. Peut-être élu sans l'avoir souhaité...

Voici encore le parcours de Littré, né en 1801, fils d'un fonctionnaire admirateur de Voltaire qui donne à son fils pour premier prénom Maximilien, en mémoire de Robespierre. Littré, lui, s'en tiendra à son second prénom, Émile. Pourtant, ce père aimant est un inestimable soutien dans ses études, allant jusqu'à apprendre le grec et le sanskrit pour servir de répétiteur à son brillant rejeton ! Littré a tout pour faire un philologue et un érudit et il commence sa vie professionnelle comme secrétaire d'un historien. Mais celui-ci recommande au jeune homme d'adopter une vraie carrière et Littré choisit la médecine. Il met les bouchées doubles et, à vingt-cinq ans, il est interne. Un interne capable, mais timide et pas vraiment porté sur la grande carrière. Juste avant de passer sa thèse, la mort de son père le prive de soutien financier. Il saisit le prétexte : « Je n'eus pas la hardiesse de grever mon présent en essayant de m'établir médecin. » Il commence à donner des leçons de langues et de mathématiques, il fonde un journal médical, devient journaliste, traducteur d'Hippocrate. Dès 1839, il est à l'académie des Inscriptions. Un an plus tard, il décline l'offre d'une chaire d'histoire de la médecine et entame la rédaction du dictionnaire qui porte son nom.

Au fond, le concours de l'internat mène à tout, à condition de le passer.

Chapitre II

Le concours

Le règlement du service de santé dans les hospices de Paris qui, le 4 ventôse an X (soit le 10 février 1802), institue l'internat prévoit les dispositions d'un concours pour désigner les élèves internes en médecine ou en chirurgie (article 19). Un concours, précisément parce qu'il est tentant pour l'administration d'utiliser les meilleurs des étudiants pour assurer, au plus bas coût, une partie primordiale du service hospitalier.

Le premier concours, annoncé en août 1802 par voie d'affiches, se tient le 13 septembre suivant. Le jury est présidé par Lepreux, proche du grand patron Corvisart, médecin consultant de Napoléon. Le deuxième se déroule dans la foulée, en avril 1803. Dès 1805, il sera organisé en fin d'année.

Ce premier concours est emblématique de la destinée riche et multiple des internes. Le major, Alin, sert de modèle au Dr Alain dans *Raphaël*. Il est le médecin traitant de Mme Charles, l'Elvire de Lamartine. Autre reçu, Gaspard Laurent Bayle, éminent spécialiste de la tuberculose pulmonaire, qui sera le médecin de deux souverains, Napoléon et Louis XVIII.

Lagneau deviendra chirurgien militaire et sera, à ce titre, à Waterloo, attaché à la vieille garde. Il sera le premier ancien interne à entrer à l'Académie de médecine et à publier ses mémoires.

À partir de 1807, les candidats à l'internat doivent présenter à l'inscription un certificat d'assiduité et de bonne conduite (en tant qu'externes). Il faut attendre le XXe siècle pour que le certificat soit remplacé par un extrait de casier judiciaire, sans doute plus justifié.

Favoritisme, tricheries et scandales

Bizarrement, parler d'un concours aussi prestigieux que celui de l'internat, c'est aussi parler — beaucoup — de contestations, de manœuvres, de scandales.

Dès l'origine, il soulève des réserves ou des récriminations sur son principe ou ses modalités. En 1803, des irrégularités suscitent la publication d'un nouvel arrêté qui précise les conditions d'inscription. L'habitude se prend rapidement de passer au crible chaque nomination pour en évaluer les motifs. Au premier rang des censeurs les plus vigilants, les candidats refusés. « Si la faveur n'avait trouvé le moyen de s'introduire, même parmi les juges distingués pour leur esprit et leurs lumières, oui, sans doute, nous aurions compté plus d'un élu parmi nous », se plaint, en 1821, l'un des membres d'un groupe de préparation au concours. « Quelques-uns de nous passèrent sur des questions qui n'avaient pas été préparées, récrimine un autre deux ans plus tard. Je ne vous parlerai pas ici des abus que présente ce concours, ni des singulières ressources qu'on est obligé d'y employer, ni de ce hasard qui semble y présider[1]. »

Le concours

En 1816, l'écho de déplorations similaires se retrouve dans les considérants du nouveau projet de règlement, si bien qu'est institué, l'année suivante, le tirage au sort du jury, avec exclusion des jurés apparentés à un candidat. En effet, si certaines critiques portent sur la nature, jugée souvent trop théorique, des questions d'examen, l'essentiel d'entre elles concernent la partialité des juges et le favoritisme, souvent teinté de népotisme, qu'ils entretiennent.

Il faut dire que, dès le deuxième concours, ont été recrutés Pierre Pelletan, fils d'un célèbre chirurgien, et Cullerier, neveu de l'un des créateurs de l'internat, reçus respectivement premier et quatrième ! Toutefois, l'internat a su résister à la loi du passe-droit qui aurait ruiné son principe même : il n'y a pas de nomination sans concours. Ainsi, quelle que soit l'estime en laquelle est tenu le chirurgien Desault, lors de sa mort précoce, le conseil général des hospices résiste à la demande du jury et de plusieurs médecins de premier plan de nommer son fils hors concours. En échange, une rente lui est servie pendant des années pour lui permettre d'achever ses études.

En effet, si le concours existe pour les externes et les internes, il prend place dans un jeu de pouvoir et d'ambition qui fonctionne encore, jusqu'aux années 1840, grâce aux appuis politiques et corporatifs. La nouvelle organisation hospitalière, le renforcement de l'État, l'attrait renouvelé des places dans les services de médecine ont enclenché un processus de balance entre les alliances familiales ou « d'école » et les influences politiques. Il faut voir le ton des lettres par lesquelles les médecins sollicitent les ministres...

L'intervention des professeurs et médecins hospitaliers, remarquables par leurs fonctions et leurs situations, est patente. Dans le discours accompagnant la proclamation des résultats du concours de 1825, le président du jury fait état en toute franchise de l'intervention « d'un homme riche de titres, de clients et d'absolutisme », à charge aux initiés de deviner quel grand patron a alors une haute main sur l'école parisienne[2].

D'ailleurs, la dévolution des médailles d'or vient illustrer ce qu'est la véritable tendance des médecins hospitaliers. Ces médailles, créées dès 1804, doivent récompenser les internes les plus éminents, entre autres en leur permettant une ou deux années d'internat supplémentaires. Décernées à l'origine après consultation des chefs de service, elles donnent lieu à des discussions si âpres, source de dissensions si violentes et si perturbatrices que l'administration se résout en 1829 à instaurer pour les médailles un concours.

D'autre part, les premières complications dues aux guerres napoléoniennes viennent troubler l'organisation du concours de l'internat. En deux sens. D'abord parce que la conscription le prive de postulants. Les promotions de 1807 ou 1809 sont ainsi des plus minces. Ensuite parce que des avantages sont consentis en fonction des mérites militaires et patriotiques, ce qui constitue, en même temps qu'une bizarrerie, le début d'une véritable tradition. En 1813 et 1814, « quelques sujets qui ont donné des preuves multipliées de zèle et d'intelligence, dans des moments surtout où l'on avait véritablement besoin de leur science », sont admis à concourir même s'ils ne sont pas externes. En 1815, un nouvel arrêté consent des bonus spécifiques aux candidats qui ont été retenus prisonniers en Russie.

La même démarche se répète en 1871 pour ceux

qui ont occupé des fonctions médicales dans l'armée ou dans les ambulances, en particulier pendant le siège de Paris. Puis avec une autre ampleur après la Première Guerre mondiale. Lors du concours de 1920, le jury est ainsi chargé de classer les candidats en fonction de leurs titres militaires et de leur attribuer d'emblée des points supplémentaires. « Ils ont des droits sur nous. » Tant et si bien qu'entre titularisation des internes provisoires mobilisés, bonus et concours réservés, la moitié des externes anciens combattants réussiront à devenir internes titulaires, alors que le rapport entre externes et internes s'établit en temps ordinaire à vingt pour cent[3].

De même, on voit à la suite de la Libération et de la victoire de 1945 apparaître des concours exceptionnels, réservés à certains types de candidats : les mobilisés, les prisonniers de guerre et ceux qui pour des raisons raciales ou politiques n'ont pu concourir sous l'Occupation (concours de remplacement, concours de liquidation). Entre 1944 et 1946 se tiennent ainsi cinq concours qui nomment cent quatre-vingt-treize candidats. Si l'on y ajoute le fait que les internes provisoires de 1939 ont été titularisés en 1940, sur le modèle de ce qui se fit en 1919, on conçoit le vertige qui saisit le corps de l'internat devant cette explosion. L'association des anciens internes essaie d'ailleurs, mais en vain, de se battre pour faire dissocier les réparations et les récompenses des facilités pour l'obtention du titre.

Ces circonstances demeurent exceptionnelles et c'est dans le perfectionnement même du concours que l'administration hospitalière cherche le remède aux abus ordinaires. On agit sur la composition du jury, porté à sept membres en 1831, à dix en 1895 (cinq médecins et cinq chirurgiens, puis quatre de chaque et deux accoucheurs, puis un seul accoucheur). Au début des années 1920, une épreuve de présélection est instituée, une question d'obstétrique est ajoutée aux questions d'anatomie, de médecine et de chirurgie. L'anonymat, enfin, est introduit pour l'épreuve écrite. La présélection disparaît rapidement, car elle s'avère trop lourde à préparer, à organiser et à corriger. L'obstétrique périclite aussi, faute d'un nombre suffisant de questions possibles. Seul l'anonymat survit, au milieu des controverses (par exemple sur la transparence des copies fournies par l'Assistance publique, qui permet de deviner les noms une fois le coin de la feuille replié, sur l'utilisation d'encres de couleur par lesquelles les candidats se font reconnaître...), sans que personne ne pressente que l'anonymat va être à l'origine du plus retentissant scandale de l'internat.

Car il en faut plus pour décourager les mauvaises habitudes. L'anonymat, en effet, contrarie deux dérives principales du concours. Celle, très évidente, qui permet aux membres du jury de surcoter un peu (ou beaucoup) la copie d'un candidat recommandé ou, plus souvent, d'un élève bien apprécié dont la performance d'un jour n'est pas forcément à la hauteur des réelles capacités. L'autre pratique, plus dissimulée, vient de la proximité amicale et professionnelle des candidats avec les internes en fonction qui lisent à haute voix les copies au jury pour accélérer la correction.

À l'origine, il s'agissait simplement de savoir sa note d'écrit assez longtemps avant la proclamation des résultats définitifs pour mesurer l'opportunité de s'atteler ou non aux révisions de l'oral. Mais, peu à peu, l'interne lecteur qui reconnaissait la copie d'un bon copain ou d'un de ses élèves de conférence s'est aussi mis à éventuellement « arranger » les erreurs ou les oublis. D'autant plus facilement que les lecteurs, avant la lecture à voix haute, déchiffraient les copies, le crayon à la main, pour noter les mots peu lisibles et les abréviations. D'où l'idée de faire reconnaître sa copie par des signes distinctifs : une encre d'une couleur originale, des fautes d'orthographe insolites et répétées, une formulation convenue d'avance, l'emploi ostensible du prénom de tel ou tel médecin cité dans la copie, etc. À ceci près que l'impunité finit par engloutir la prudence et que l'usage des marques devient bientôt un « bateau » du concours, connu de tous. Lors de la lecture des copies du concours de 1932, le procédé devient si visible qu'il est à la fois grotesque et scandaleux. L'enquête ultérieure établit que près de la moitié des copies portent des signes distinctifs ! Les lecteurs, soupçonnés d'avoir corrigé des copies ainsi reconnues, sont longuement interrogés au siège de l'administration centrale. Trois d'entre eux reconnaissent les faits. Une jeune interne lectrice, convaincue de tricherie, perd la tête et se suicide.

Trois médecins des hôpitaux membres du jury reçoivent un avertissement ou une réprimande, sanction qui peut paraître platonique mais qui est totalement inédite. La collusion, en effet, n'a pu être prouvée. Néanmoins, les archives de l'association des internes en exercice montrent que, dans le sérail, aucun doute ne subsiste sur la réalité des fraudes. Certains membres du jury ont hésité un temps à témoigner contre leurs collègues. Cette éventualité a été discutée à la société de chirurgie des hôpitaux. Le secrétaire général du comité des internes a dû menacer de tout révéler à la presse pour obtenir les sanctions minimes décrétées par le conseil de surveillance de l'Assistance publique.

Les internes des hôpitaux de Paris

Toute l'affaire est si grosse et si caricaturale qu'elle crée l'événement dans tout le milieu médical et estudiantin. La grande presse s'en fait l'écho, avec des cris de vertueuse indignation. Le secrétaire d'État à la Santé est interpellé à la Chambre des députés. Finalement, le concours est annulé et entièrement recommencé. Un vaste débat s'engage sur les réformes qu'il faudrait mettre en œuvre pour éradiquer les fraudes. Après beaucoup de discussions et de déclarations de principe, à l'association des externes, à l'association des internes en exercice, à l'association des anciens internes, aux sociétés de médecins et de chirurgiens des hôpitaux, au conseil de surveillance de l'Assistance publique, après beaucoup de prises de position enflammées dans la presse médicale, force est de reconnaître que la tâche est presque impossible. Tous s'accordent pour mettre un terme aux tricheries. Mais aucun médecin n'est prêt à renoncer à la petite marge de manœuvre qui introduit dans le concours une dose, même minime, de cooptation. Tant que les juges ne seront pas décidés à être d'une parfaite équité, aucune disposition réglementaire (augmenter l'âge des internes lecteurs, passer le nombre des juges de neuf à quinze pour compliquer les ententes et les marchandages, etc.) ne viendra à bout des petits arrangements. D'ailleurs, à peine deux ans plus tard, de nouvelles contestations entacheront l'oral du concours... De toute façon, le conseil de surveillance refuse de modifier le barème de façon à réduire la portée de l'oral et donc du favoritisme. Et en 1938, l'Assistance publique doit lâcher du lest en autorisant la publication des notes de l'écrit avant l'oral, ce qui permet d'affiner les stratégies et les coups de pouce.

Le concours

Tout au long de l'histoire de l'internat, des épisodes douteux se sont succédé avec une régularité qui ne surprend plus. Avec, tout de même, quelques péripéties saillantes. En 1899, un lot de copies est détruit dans le bureau du directeur de l'hôpital Beaujon qui en avait la charge, avec un raffinement qui intrigue : la caisse forte a été percée de nuit et, par l'orifice, les copies ont été arrosées d'acide. Il faut tenir un concours de remplacement pour les candidats (un petit tiers) qui ont la malchance (?) de faire partie des victimes de cette « malveillance ».

Autre exemple : en 1934, soit moins de deux ans après le retentissant scandale que l'on sait, des plaintes pour favoritisme décident le directeur général de l'Assistance publique à prescrire une comparaison des résultats avec ceux de l'année précédente. Voilà que l'on découvre ainsi qu'un quart des reçus l'a été grâce à l'oral, alors qu'en 1933 moins d'un candidat sur dix était passé grâce à cette partie des épreuves. C'est que l'oral est, bien entendu, la négation même de l'anonymat. D'ailleurs, les deux tiers de ceux qui ont été nommés grâce aux épreuves orales soit appartiennent à des familles de médecins, soit étaient élèves d'un membre du jury. Le quatrième de l'écrit, qui ne bénéficie d'aucun soutien, rétrograde après l'oral à la 110e place. Au contraire, se sont retrouvés propulsés à la 70e et à la 72e place des candidats que l'écrit avait relégués dans les profondeurs du classement (respectivement 240e et 147e). Ce 147e a, dans le jury, son patron de prédilection qui déclare d'ailleurs : « Toute la question est de savoir si nous jugeons d'après la valeur des épreuves ou d'après les états de service. » L'Assistance publique réagit en instituant l'enregistrement des épreuves orales. Mais ne sont-ce pas plutôt

Les internes des hôpitaux de Paris

les délibérations du jury qu'il faudrait enregistrer ?
D'ailleurs, les différents essais techniques, par rou-
leaux, disques ou fils magnétiques, ne donnent pas
satisfaction et le projet est abandonné.

En fait, les premières séances de lecture des
copies sont généralement houleuses, le temps d'épuiser
la frustration suscitée par les rumeurs de tricherie. En
1885, en particulier, l'entrée du jury est saluée de cris
incohérents et de sifflets. Ayant essayé en vain de se
faire entendre ou de ramener le calme en agitant sa
sonnette, le professeur Samuel Pozzi, le président,
vivement ému, rapporte la presse, ajourne la séance.
Cette fois, le chahut est motivé par les propos d'un
interne qui se vante d'avoir connu l'une des questions
à l'avance, grâce à son chef de service qui est membre
du jury, et d'en avoir prévenu ses amis. Le jury se voit
contraint de demander une enquête. L'administration,
en interrogeant les internes, parvient à établir que le
médecin incriminé s'est bien laissé aller à bavarder à
propos des sujets qu'il pourrait proposer et que c'est
justement son sujet qui est sorti lors du tirage au sort.
L'épreuve est donc annulée et un nouvel écrit, avec un
nouveau jury, se déroule douze jours après le premier [4].
En 1923, on crie : « À bas les dynasties ! À bas
le favoritisme ! » En 1931, c'est la dernière séance de
l'oral qui est marquée d'un chahut soigné. Le président
du jury reconnaît qu'il y a eu quatre cent treize recommandations réparties sur cent quatre-vingt-dix-huit
candidats. Parmi les cinquante qui n'ont pas bénéficié
de recommandation, vingt avaient de toute façon un
patron qui siégeait au jury !
Preuve de ce mécontentement jamais apaisé : le
discours du président du jury, qui accompagne jus-

qu'en 1884 la proclamation des résultats en séance solennelle, s'épuise tous les ans à détailler les mesures de précaution et d'équité apportées à la correction des épreuves. Avec le succès que l'on sait...

Ne demandez pas le programme

L'autre sujet éternel de critiques et de projets de réformes tient, nous l'avons dit, à la nature des sujets proposés lors des épreuves. Au moment des premiers concours, les questions sont très générales puisque le règlement précise que l'examen doit porter sur « les connaissances théoriques nécessaires aux futurs internes pour profiter de l'instruction pratique qu'ils recevront dans les hôpitaux ». Sortent ainsi : le péritoine, ses usages et ses inflammations en 1810 ; la vessie et ses calculs en 1811 ; l'œil et la cataracte en 1818.

Mais, à l'usage, ce choix semble peu pertinent et efficace. On décide donc d'y remédier par un programme de quatre cents questions. En conséquence, les candidats se livrent dorénavant au tour de force de les apprendre toutes par cœur. Ce n'est pas plus concluant. On en revient donc non à un programme arrêté, mais à des cas concrets par lesquels les candidats peuvent faire valoir leurs connaissances et la façon dont ils les maîtrisent et les appliquent. En 1827, les voici donc aux prises avec un véritable problème : « Un individu est apporté dans un hôpital avec une perte absolue de conscience ; il peut être asphyxié ou frappé d'apoplexie, atteint de narcotisme ou dans un état d'ivresse ; il peut y avoir chez lui commotion du cerveau ou fracture du crâne. Exposez la marche à suivre pour distinguer les différents états les uns des autres et les premiers secours à leur opposer. » En 1833, l'épreuve de pathologie médicale invite à réfléchir au cas d'un malheureux vidangeur tombé dans une fosse d'aisances encore pleine. Cette question mémorable est à l'origine d'une chanson de salle de garde, évidemment consacrée à la femme du pauvre homme.

Tout cela n'empêche pas les questions de dériver inexorablement d'une construction personnelle à la régurgitation de modèles tout prêts. Ce bachotage est accentué par l'impératif, existant jusque dans les années 1890, de faire commencer les réponses par un court historique.

Quelles que soient les variations ou les améliorations recherchées, un système bien rodé se met en place, vite et pour longtemps. Depuis 1820 existent des « questions d'internat », plans que les étudiants apprennent par cœur et qui leur permettent de composer presque d'une seule traite. On se repasse les meilleures jusqu'à ce que, progrès aidant, la polycopie et la dactylographie s'en emparent à la fin du XIXe siècle pour en faire des produits de consommation courante. Avec leurs *best-sellers* : les questions de Leibovici dans les années 1920, celles de Jourdan (major de l'internat en 1927) pour les années 1930, qui s'imposèrent par leur originalité (avantage qui ne dure qu'un temps) et leur proximité avec les réalités du diagnostic. On arrive ainsi à environ trois cent cinquante questions, découpant à peu près tous les domaines de l'anatomie et de la pathologie médicale et chirurgicale, à assimiler et à pouvoir recracher.

Après 1945, l'accélération du progrès médical plonge les candidats dans une situation plus compliquée. Aux « questions » polycopiées se substituent des dossiers regroupant des exposés théoriques, des extraits de manuels ainsi que des articles découpés dans des revues spécialisées. Les bons dossiers sont longs et difficiles à constituer, si bien qu'on se les repasse de candidats reçus à postulants. En 1946 est publiée une liste officielle des « questions », qui cristallise la situation. Il y a dorénavant trois cent vingt et une questions d'écrit et cent seize questions d'oral possibles.

Pourtant, la préparation devient de moins en moins efficace car l'appréciation des jurés s'éloigne de celle des conférenciers. « Les idées de Lestradet étaient trop révolutionnaires et modernes, écrit un candidat en parlant de son conférencier, trop en avance sur le consensus de l'époque[5]. » Finalement, des chirurgiens et des médecins des hôpitaux se mettent à publier des corrigés, puis des questions entières. Reste de toute façon à trouver le moyen d'assimiler ce matériau abondant.

Des cours libres ont été créés à la fin de la Restauration pour la préparation des concours. Ils connaissent d'emblée un grand succès et supplantent les sociétés d'enseignement mutuel existant depuis le Directoire et qui ont proliféré, telle cette « société des élèves de l'Hôtel-Dieu », fondée en 1822, où les jeunes gens s'efforcent de travailler entre eux et de s'épauler. Petit à petit, le système se structure, tout en demeurant tout à fait officieux et parallèle, sous forme de « conférences d'internat ».

Gratuites jusqu'au début du XXe siècle, les conférences deviennent peu à peu payantes. Entre les deux guerres mondiales, le prix se calque sur celui de l'indemnité d'externe. Elles sont animées par des internes en exercice, parmi lesquels quelques-uns, par leur charisme, leurs résultats, ou la protection d'influents patrons, obtiennent une cote remarquable. Il se fait un tri parmi les conférences, les plus réputées pouvant se permettre de choisir leurs candidats. Paul Milliez, qui sera un médecin de grand renom, anime ainsi au début des années 1940 dix conférences par semaine ! Ses appointements lui permettent, joints à son indemnité, de faire vivre sa femme et ses trois enfants.

Après la Seconde Guerre mondiale, les bonnes conférences commencent à devenir si coûteuses que les candidats aux ressources modestes ne peuvent plus y accéder. On trouve jusqu'à trente participants dans les conférences les plus courues. À la suite de l'apparition des « questions » rédigées par des médecins des hôpitaux, un Collège de médecine se constitue pour dispenser un enseignement parallèle à celui de la faculté. En matière de révision, le mode artisanal a vécu.

Un travail de forçat

Les conférences se tiennent deux fois par semaine (une conférence pour l'anatomie et la chirurgie, l'autre pour la médecine). On se réunit à une dizaine dans un hôpital, en fin d'après-midi. Le conférencier, interne en exercice, répartit les présentations qui seront faites dans la soirée puis part dîner. À son retour commencent les exposés. Il écoute, interroge. Chacun est invité à critiquer et à compléter ce qu'il vient d'entendre. Ensuite, le conférencier résume la question, signale les principales difficultés, les points indispensables, et donne le plan autour duquel devra s'effectuer la mémorisation définitive. Puis il indique les sujets à travailler pour la semaine suivante. L'ensemble a bien duré quatre heures. Au fil des mois, des liens se tissent, parfois forts et durables, entre les candidats ou entre des candidats et des conférenciers. Ils se retrouveront éventuellement, une fois devenus internes, et formeront, au sein de l'« école » de tel ou tel patron, un réseau de solidarité.

En dehors des longues soirées de conférence, il faut caser un lourd travail personnel de rabâchage. On écrit et on réécrit ses questions, on les apprend, on en répète le plan à l'infini jusqu'à le savoir automatiquement et que le reste en découle au plus vite.

On se regroupe par affinités à deux ou trois, en une « sous-colle » qui, chaque soir et une partie de la nuit, travaille de conserve sur ces éternelles « questions ».

Je n'oublie pas en particulier l'été de 1922, raconte Pierre Bourgeois, interne reçu en 1923, où tous deux nous avions fourni un travail surhumain. Nous nous réunissions à treize heures trente et nous répétions nos questions d'internat jusqu'à dix-neuf heures sans interruption. Chacun dînait de son côté. Après dîner, je me couchais, alors qu'Henri se remettait au travail jusqu'à deux heures du matin. C'était l'heure à laquelle sonnait mon réveil. Je me préparais une omelette à la confiture et un bol de thé très fort et je travaillais jusqu'à neuf heures et demie. Alors nous partions chacun de notre côté à l'hôpital[6].

En effet, les révisions s'intercalent dans un emploi du temps déjà chargé. La matinée se passe à l'hôpital, au moins jusqu'à midi. Suivent les travaux pratiques à la faculté, en particulier les séances de dissection, auxquelles l'assiduité est de rigueur. C'est donc sur les cours magistraux, fort délaissés, et sur le sommeil qu'il faut prendre les heures nécessaires à la préparation des concours.

Étienne Bernard, major de la promotion de 1921, futur médecin des hôpitaux, et digne fils de son père Tristan, a laissé un portrait inénarrable du candidat aux prises avec ses révisions :

> Voyez-vous cet externe qui accourt tard à l'hôpital, avec sous son bras tous les livres de Poirier et les dernières statistiques des auteurs modernes ? Jusqu'à une heure du matin, le pauvre s'est enfoui dans la géographie de la plante du pied et, dans quelques instants, tout de suite après déjeuner, il doit *laïusser*, à sa conférence, sur l'histoire des aponévroses cervicales.
>
> Le voilà qui examine un pneumonique. Brusquement, son examen s'arrête et une vision obsédante l'amène aux terminaisons complexes des nerfs de la main... Tout à coup, au milieu d'une visite, on le voit s'éclipser : sa mémoire brassant pêle-mêle tous ses souvenirs anatomiques s'inquiète soudain pour un nom illustre qu'elle a complètement oublié.
>
> L'externe n'est plus qu'une petite machine à petites questions, à petites réponses, à petits moyens. Essayez de l'élever un peu vers quelque problème de pathologie générale, il ne peut vous écouter que d'une oreille distraite, occupé qu'il est à maintenir en équilibre tous ces petits souvenirs qui n'ont que le charme de l'instabilité[7].

Le concours

Ces conditions très exigeantes restreignent bien entendu l'accès des étudiants les plus pauvres aux concours, car les révisions ne laissent guère de place à un travail salarié. En 1935, le président de l'association des externes écrit à celui du comité des internes en exercice :

> Les frais de préparation au concours représentent, chaque année, pour un externe, une part importante de son budget d'étudiant. Ce budget s'est forcément ressenti, depuis quelques années, de la baisse considérable du chiffre d'affaires paternel ou des revenus familiaux puisque l'externe reste presque entièrement à la charge de sa famille.
>
> Il est devenu de plus en plus difficile à beaucoup d'externes de se préparer au concours dans les meilleures conditions. La gêne, pour certains, a été assez grande pour motiver l'abandon, ce qui explique le nombre anormalement élevé de démissions enregistrées par l'Assistance publique voici deux ans[8].

Ce niveau d'exigence implique aussi une très bonne santé, alors que la fréquentation de l'hôpital expose à toutes les contagions. On pourrait multiplier les exemples de jeunes gens frappés, en particulier par la tuberculose qui leur interdit la réussite au concours ou les rattrape à peine le concours passé, brisant des carrières prometteuses, écourtant des vies.

Citons, parmi des centaines de cas, celui de Joseph Girode, interne de la promotion de 1883. Cet ancien berger, qui apprit à lire en gardant les moutons, a dû batailler avec l'acharnement que l'on imagine pour mener des études de médecine. Il est si brillant qu'après l'internat il réussit très vite le concours du bureau central et devient médecin des hôpitaux. Il tente alors de passer l'agrégation, mais il est rongé par la tuberculose qui l'oblige à se retirer dans le Midi où il meurt précocement.

Les dossiers personnels des internes des années 1920 et 1930 illustrent bien souvent ces efforts menés à bout de résistance et qui transforment l'internat en un long et parfois vain congé de maladie.

Ainsi l'appréciation, donnée en 1933 à l'interne Pierre R. (promotion de 1929) : « Bien, mais souvent malade. » En effet, il met presque sept ans à accomplir ses quatre années d'internat, tant il doit multiplier les longs arrêts de maladie. Le cas n'est, hélas, pas unique. Joseph H., de la promotion de 1934, prend carrément ses fonctions au sanatorium de Berck, alors que cet établissement n'est en principe pas desservi par le corps de l'internat. Il reste au sanatorium pendant quatre ans et doit même s'interrompre pendant dix mois. Il ne parvient d'ailleurs pas à terminer son internat. Autre cas, celui d'Étienne L. J., de la promotion de 1927. Déjà, en tant qu'externe, il a dû s'arrêter pendant six mois. Il est néanmoins reçu quatrième au concours de l'internat dans la foulée. Mais il ne peut même pas entrer en fonction. Ce n'est qu'en janvier 1932, après cinq ans et demi de sanatorium, qu'il commence son internat, un internat de quatorze mois, qu'il arrête après avoir occupé deux places. Il a déjà trente et un ans.

Ces cas de démission à l'usure ne se comptent plus. François T. entre en fonction en avril 1937, avec un lourd passé. Pendant son externat, il s'est déjà arrêté pendant deux ans pour se soigner. Cinq mois après avoir commencé son internat, il s'interrompt de nouveau pendant un an et demi, puis deux mois l'année suivante et dix mois celle d'après. Il finit par jeter l'éponge. Pour un collègue de la promotion suivante, on trouve dans son dossier personnel de l'Assistance publique sa lettre de démission datée du sanatorium d'Assy, où il séjourne depuis près de deux ans.

Certaines histoires personnelles s'avèrent donc aussi tristes que décourageantes. Jean T. est le fils d'un chirurgien des hôpitaux, d'ailleurs un peu médiocre et ne jouissant guère de l'estime de ses collègues. Mais son père le pousse évidemment (il est reçu à l'externat à dix-huit ans), d'autant plus qu'il le prend même comme externe dans son service. Commence une préparation acharnée du concours, un moment freinée par un congé de maladie de dix mois. Pourtant, à la fin de cette même année, il réussit à être reçu quinzième, mais il n'a même pas pris ses fonctions qu'il doit déjà s'arrêter pour quatre ans. Il fera, sur le tard, un internat de deux ans au terme duquel il ne pourra, bien sûr, envisager aucune carrière hospitalière.

Tout ne rentre d'ailleurs pas dans l'ordre à l'issue des séjours en sanatorium. Luc V., arrêté plus d'un an en cours d'internat, obtient des notes de plus en plus médiocres au fur et à mesure qu'il avance. « Travail intermittent, assiduité inconstante, note l'un de ses patrons. Paraît quelquefois gêné par son état de santé[9]. »

On sait aussi que Paul Funck-Brentano, interne de 1926, garda tout au long de sa vie et de sa carrière chirurgicale les séquelles d'une tuberculose.

Anhélant, la parole courte et saccadée, parfois secoué par une quinte de toux, se souvient l'un de ses collègues, Paul Funck fut dès lors la proie de cette asphyxie progressive. Que de fois l'avons-nous vu à bout de souffle, cyanosé, quêtant l'air, après une opération ou un effort de parole [10] ?

Le grand jour

Au terme des révisions se profile la perspective terrifiante du concours. Tellement terrifiante que nombreux sont ceux qui craquent. Quelques statistiques dressées par l'administration montrent qu'un bon nombre de candidats sèchent et jettent les armes dès l'écrit. En 1889, deux cent vingt-trois copies ont été ramassées alors qu'il y avait trois cent quatre-vingt-six inscrits à l'épreuve. Dix ans plus tard, les chiffres sont respectivement de trois cent quarante-sept copies et cinq cent quarante-huit inscrits. Environ quarante pour cent des inscrits n'entrent donc pas vraiment en lice.

Mais ceux qui y sont, y sont bel et bien. Avec une grosse boule au creux de l'estomac.

Ceux de ma génération, écrit un interne de 1881, voient encore dans leurs cauchemars le réveil oppressé, après une nuit dont trop d'heures ont été bien inutilement employées à ressasser des plans de question ; puis l'arrivée à l'Assistance publique, au milieu des chefs de conférence, des amis dont la joie bruyante raffermit un moment les courages ; la recherche d'une place propice sur les bancs inhospitaliers de l'amphithéâtre, loin des groupes hurleurs de ceux qui concourent pour la forme, venus dans l'espoir vague d'une question rarement favorable ; l'anxiété palpitante pendant l'interminable appel des cinq cents candidats et l'angoisse suprême lors du tirage au sort et de l'énoncé de la question ; la hâte fébrile du griffonnage pendant deux longues heures, au milieu des figures crispées des compétiteurs, sous l'œil plein de commisération rétrospective du plus jeune membre du jury ; enfin la remise à regret d'une copie informe, maculée, dont on voudrait déjà reprendre une bonne moitié [11] !

Le président du jury se lève et énonce les questions tirées de l'urne. Elles sont traditionnellement saluées par une tempête de cris et d'imprécations vite retombée. Chacun se jette sur sa feuille. Il n'est pas question de réfléchir ou de rédiger subtilement car le temps est compté. La réponse se brosse à la hâte dans un style frappant, destiné à faire illusion lorsque lecture sera faite au jury : plan évident aux annonces appuyées, aux transitions criantes. Le début est tout spécialement soigné, la conclusion martelée, la forme clinique ou le symptôme majeur est répété à toute occasion. Il faut garder à l'esprit d'être bref, d'écrire assez lisiblement, et se souvenir que l'erreur est plus grave que l'oubli.

L'exercice est d'autant plus malaisé que, tant que ces écrits se déroulent dans de grands amphithéâtres totalement dépourvus de tables, les candidats composent en s'appuyant sur leurs genoux ! Ce qui n'empêche pas des luxes de précaution, comme le tirage au sort de la couleur du papier brouillon distribué par l'administration.

Surgit éventuellement un nouveau sujet de contestation : le ramassage des copies. En 1905, trois candidats affirment qu'ils ont bien remis leurs copies mais qu'elles ont été égarées. Faute de pouvoir prouver ni le mensonge des candidats ni la négligence des appariteurs, l'administration organise un nouveau petit concours pour eux ! Et revoit de fond en comble la procédure de relève des copies. Pas encore assez puisqu'en 1922 il y a si peu de surveillants qu'il s'est trouvé un décalage de vingt minutes entre les premiers et les derniers à remettre leur devoir.

Jusqu'au début du XXe siècle, c'est le candidat lui-même qui, quelques jours plus tard, vient lire sa copie devant le jury, sous l'œil vigilant d'un camarade concurrent, appelé le « gendarme ». L'adoption de l'anonymat rend la méthode caduque. Les lecteurs sont dorénavant des internes en exercice. Avec les résultats que l'on sait. Sans compter d'autres problèmes : l'association des externes se considère ainsi fondée à demander en 1922 la possibilité de pouvoir récuser les mauvais lecteurs qui desservent les copies par leurs ânonnements ou leurs bafouillages. Ils sont dorénavant sélectionnés sur la lecture d'une copie difficile de l'année précédente. À ce propos, on évoquera avec un sourire la mésaventure de Robert Waitz, interne reçu en 1925, dont l'écriture indéchiffrable avait été un obstacle à la nomination à plusieurs reprises et que son patron envoya d'autorité prendre des cours d'écriture avant qu'il n'ait complètement lassé la patience des lecteurs et des jurys. Plus important, doivent être exclus du nombre des lecteurs tous les internes qui sont chefs de conférence.

La correction n'est pas une simple formalité. La lecture des copies s'étend sur des dizaines de séances : vingt-sept en 1880, trente-deux en 1885. Au début des années 1950, elle s'étale sur trois mois...

Le concours

Les notes prises au cours d'une séance de lecture
par l'un des membres du jury de 1885 montrent un
travail semblable à celui de tout correcteur. Entre les
inévitables gribouillages, petits dessins et crayonnages
de qui s'occupe les mains en écoutant, on voit apparaître le partage des tâches. Les juges se répartissent
les candidats. Pour certains, le juge n'a pris donc que
quelques notes ou une brève appréciation (« passa-
ble », « presque pas de pathologie », « bonne anatomie », « bon »...). Pour une demi-douzaine des seize
copies traitées, il s'agit d'un long résumé de leur
exposé, mêlé de considérations sur la forme et le
contenu. Ces relevés détaillés serviront de point d'appui à la discussion qui se fera à l'issue de la séance
pour l'attribution des notes dont on remarque, d'ailleurs, qu'elles sont assez serrées [12].

La note de l'écrit compte pour les deux tiers du
résultat final. Si bien qu'il est fort intéressant de
connaître sa note afin de savoir si l'on a ou non une
chance valable à l'issue de l'oral. Là aussi entrent donc
en vigueur des accommodements avec le règlement.
La collation des notes et la levée de l'anonymat se font
à la direction générale de l'administration, en présence
des internes en exercice qui ont lu les copies. Chacun
d'entre eux a probablement accepté de mémoriser les
résultats de tel ou tel copain. Jean Debelut, interne de
1936, raconte :

Madame Siguier, qui était interne à Hérold
où j'étais externe, avait été appelée à contrôler à
l'AP la levée de l'anonymat. Elle m'avait donné
un numéro de téléphone. J'étais allé me détendre
dans un cinéma des Boulevards. J'allais ensuite

dans un bistrot pour l'appeler et elle me dit que j'avais l'une des vingt meilleures notes et qu'en particulier j'avais seize sur vingt en anatomie ! Je m'effondrai sur une banquette et demandai un whisky que je n'avais jamais bu et que je lampais pour la première fois de ma vie !

À moins d'avoir une poisse noire, ça devait marcher cette fois-ci, d'autant plus que j'avais un patron dans le jury : Leibovici, qui était assistant chez Gosset où j'avais été son externe et qui me connaissait bien. Il n'était pas dans les habitudes chez Gosset de laisser tomber un élève de la maison [13].

Reste donc à passer l'oral, avec plus ou moins de chances de réussir et au prix d'un sang-froid tout à fait propre à préparer aux responsabilités de la garde hospitalière.

La pendule tourne en cinq minutes

Pour les épreuves orales, le programme, ou plutôt l'absence de programme, est le même. Mais on propose des sujets courts, l'un de chirurgie, l'autre de médecine, à traiter en cinq minutes chacun.

L'oral est d'emblée, et restera, l'instant le plus critique et le plus éprouvant. Un candidat de 1812 en a laissé l'un des récits les plus anciens. Il tire comme sujet la description de l'œil. Alors qu'il va commencer, un juge l'interrompt. Est-il le fils de tel célèbre pharmacien de Genève ? Il acquiesce et va répondre lorsqu'un autre juge lui fait remarquer que le sablier est déjà retourné et a commencé sa course. Le jeune homme se lance dans son exposé. Nouvelle interruption d'un juge : il s'engage mal et va faire trop long. « Il me troubla. Je ne savais plus par où commencer. Je me troublais de plus en plus. M. Thillaye me dit de me remettre. Je recommençai la description des membranes et des humeurs de l'œil. Il me questionna alors sur la manière dont les rayons lumineux se comportaient en entrant dans l'œil. À peine avais-je commencé à répondre que les quatre minutes s'étaient écoulées. J'étais vraiment tremblant. J'avais presque perdu la tête. Je vomis toute la soirée [14]... » Par la suite, d'ailleurs, les membres du jury n'auront plus le droit de parler aux candidats, si ce n'est pour leur donner et leur reprendre la parole.

Un siècle plus tard, un porte-parole de l'association des externes renchérit, déclarant que « pas un étudiant ne pourrait citer, dans les concours de son domaine, une organisation aussi pénible et aussi déprimante ». Pour commencer, il n'y a pas de convocation par date. Tous les soirs d'oraux, un tirage au sort désigne les impétrants. Chacun vient donc, sanglé dans son costume, dûment cravaté, attendre l'hypothétique appel.

Or, dès lors que le nombre d'admissibles a significativement augmenté, les séances d'oral s'étirent interminablement (onze séances en 1880, vingt-trois en 1921) pour le plus grand ennui du jury et la plus grande torture des candidats.

Le président du jury commença à tirer. Le silence tomba alors complet et brusque avec un bruit sec semblable à un store. De toute évidence, le président cherchait l'impartialité, fouillant au hasard à travers les cartons, comme un invité timide ou bien élevé qui se sert de petits fours sans choisir. Quand ils s'approchaient des G, mon cœur présentait des extrasystoles et le tracé électrocardiographique de celui-ci à cette seconde aurait ravi un spécialiste du cœur par une courbe anormale, certes, mais d'une telle suggestion. Mon nom sortit le sixième. [...] Je me demandais encore si je n'étais pas la victime d'un phénomène d'acoustique qu'une vingtaine de mains amies me poussaient dans la direction de la turne. Je passerai donc ce soir... Décidément, je ne regrettais pas d'avoir, le matin même, retourné les poignets de mes manches de chemise [15].

Les plus malchanceux attendent leur tour, « partagés entre l'angoisse d'être "tirés" et le désir d'en finir au plus vite [16] ». Soir après soir, semaine après semaine, ainsi jusqu'au dernier jour. C'est la mésaventure advenue à Philippe Isorni, de la promotion de 1939. Passé le dernier de l'ultime séance, il quitte la salle à la fois soulagé d'une tension qui s'éternisait et fort satisfait de sa prestation. Il s'offre une soirée à tout casser pour fêter sa délivrance et son possible succès et rentre aux petites heures de l'aube. Mais à peine est-il endormi qu'un appariteur de l'Assistance publique vient le tirer du lit. Il a été classé premier *ex œquo* et un petit concours doit départager ces deux premiers pour permettre l'attribution du prix de livres qui récompense ordinairement le major de promotion. À peu près aussi motivé qu'un condamné à mort, Isorni reprend le chemin tant de fois parcouru ces dernières semaines et s'apprête à passer son deuxième oral en moins de vingt-quatre heures. Le cœur n'y est plus et une question le laisse sans voix. Il abandonne les livres à son concurrent plus dispos.

Le concours

À l'issue du tirage au sort, les candidats désignés sont emmenés par les appariteurs de l'Assistance publique, pour être isolés. De dix minutes en dix minutes, ils sont conduits un par un dans une « turne » fermée à clef pour vingt minutes de préparation. « Les malheureux enfermés dans un étroit local attendent pendant des heures que leur tour soit venu de connaître le sujet sur lequel ils devront parler[17]. » Après la lecture de ses deux sujets, le candidat rassemble son sang-froid et prépare hâtivement un plan ou les points indispensables de ses exposés. S'il sèche, il peut tout simplement quitter la pièce et, au lieu de le noter, le jury le dote d'un curieux « a filé ». Sinon, au bout des vingt minutes de préparation, on le mène dans la salle, souvent pleine, souvent surchauffée. Un sablier, et par la suite une sorte de chronomètre, tient le milieu de la table derrière laquelle siègent les membres du jury. Les préliminaires sont limités au minimum car le temps de parole du candidat est strictement imparti : cinq minutes pour chaque sujet. À la seconde près. Il faut s'interrompre à l'avertissement impérieux de l'horloge. Au milieu d'un mot, si nécessaire. Ou, au contraire, si l'on est trop bref, attendre dans un écrasant silence l'écoulement total du temps réglementaire. Aussi le candidat parle-t-il les yeux rivés sur la trotteuse, ralentissant ou accélérant son débit.

« Messieurs, la pendule tourne en cinq minutes. » On sourit. Il était bien le seul à le croire. La pendule elle-même, son aiguille au garde-à-vous, riait à pleines dents de sa face de myxœdémateux blafard. Elle décidait sataniquement de tourner en dix minutes[18].

Les internes des hôpitaux de Paris

Durant l'oral, les candidats sont placés assez près du jury pour constater, parfois avec consternation, que tel ou tel, loin de prendre des notes, griffonne ou dessine. « Le jury jouissait d'une réputation surréaliste de pouvoir absolu et discrétionnaire », rapporte un candidat reçu en 1946 [19].

En cent cinquante ans, la tonalité de l'épreuve n'a pas changé, comme en atteste ce récit, assez kafkaïen, qui date du début des années 1950 :

> Le tintement d'une sonnerie, un jeune homme blême avale sa salive et disparaît comme dans une trappe. Complet bleu, chemise blanche. Un autre jeune homme blême apparaît : complet bleu, chemise blanche. Il se met à parler très vite et très fort en regardant une grosse pendule à une seule aiguille posée devant un monsieur qui somnole. Autour du monsieur, d'autres messieurs essaient en vain de tuer le temps. Le jeune homme est de plus en plus blême et parle de plus en plus vite. La sonnerie l'arrête au milieu d'une phrase et il disparaît comme dans une trappe après un geste désespéré [20].

Jusqu'à l'ultime moment, la liste des admis donne lieu à d'âpres négociations, voire à des combines. En 1891, lors de la séance finale du concours, les disputes sont si violentes au sujet du classement définitif que deux juges se retirent. La liste est néanmoins dressée et affichée. Fermant le ban en 48e place, se trouve Albert Martin. Mais le lendemain, le jury décide d'une ultime séance de consultation et l'accord réussit à se faire. Martin est évincé et remplacé par un dénommé Paul Brésard. Martin se tait. Récompense ? Deux ans plus tard, il sera reçu en milieu de tableau.

Le concours

En dépit de tout...

En 1802, c'est le concours et non la cooptation qui a été institué. Comme l'a proclamé le député Viénard, il est le garant de l'égalité devant la loi. Quelles qu'aient été les tentations ou les tentatives de médecins, l'administration hospitalière et l'Assistance publique s'accrochent à un système qui, pour imparfait qu'il soit, a tout de même fait ses preuves.

En fait, tout cela, à commencer par la réputation et le prestige de l'internat, est incompréhensible si l'on ne garde pas à l'esprit que ce n'est pas tant la sélection par le concours qui fait la valeur de l'internat que les quatre années d'apprentissage qu'il ouvre. En outre, par l'effort de mémoire et d'assimilation qu'implique la préparation du concours, elle constitue, de l'aveu même des médecins des hôpitaux, le moment de la carrière où l'on possède la plus grande quantité de connaissances théoriques. Ensuite, on se spécialise, en particulier lors de la bifurcation entre médecine et chirurgie, et une partie de l'acquis est oubliée. L'intense bachotage du programme n'est pas inutile, à en croire, par exemple, l'éclair qui se produit dans l'esprit de Pierre Godeau, durant l'une de ses gardes dans les années 1950 : « Réaction d'Herxheimer au cours d'une syphilis nerveuse. Le texte de ma question d'internat s'imposait à ma mémoire [21]. »

C'est toujours au nom du prestige de l'internat que se font les récriminations. Qu'il s'agisse du népotisme ou du favoritisme, le système bien rodé possède tout un stock de justifications. Le népotisme ? Il est forcément minoritaire et n'est que le revers d'un trait qui fait la force et l'honneur de la médecine, la transmission du métier de génération en génération. Le favoritisme ? Discours officiel : toutes ces histoires relèvent du faux procès de la part d'ignorants ou de la bile des aigris exclus de la réussite. Fausse confidence : d'ailleurs, n'est-il pas légitime d'aider un candidat dont on connaît les mérites et la valeur si le hasard des concours le met en légère difficulté ? Les recommandations ne sont pas honteuses. On ne s'en cache guère. Dans la biographie du neurochirurgien Clovis Vincent, parrainée par un comité qui ne comprend pas moins de six anciens internes parmi les plus prestigieux, on lit au début du récit d'une anecdote : « Un jour, voulant recommander un candidat à l'internat, Vincent téléphone à l'un de ses anciens élèves qui était membre du jury[22]... » On connaît aussi la lettre d'un patron d'externat de Charcot à l'un des membres du jury du concours de 1847 :

> Je recommande vivement à votre attention et à votre bienveillance M. Charcot mon élève externe qui est vraiment un élève hors la ligne par son instruction, sa capacité et son zèle. Je le crois vraiment digne d'être nommé interne dès cette année quoiqu'il ne soit élève que de première année[23].

Conclusion de tout cela : le mieux serait encore de supprimer l'anonymat qui n'a pas éliminé ce favoritisme — marginal —, mais est fauteur de fraudes parce que l'administration, grande responsable, ne fait pas correctement son travail.

En outre, les règles sont connues de tous. Les candidats savent à quoi ils s'engagent. Les concours se font sur la base du volontariat et chacun est libre de concourir ou non.

L'autre avantage du concours tient au nombre de candidats concernés. Plus il est élevé, plus il complique les ententes entre jurés.

De fait, le concours de l'internat apparaît d'emblée comme fort sélectif. Certes, le tout premier concours, tenu dans une relative indifférence, met aux prises une soixantaine de candidats seulement, pour vingt-quatre places à pourvoir. Mais, dans la décennie suivante, la renommée immédiate de l'internat change les données du problème. En 1812, cent vingt candidats s'affrontent pour dix-huit places.

Pourtant, ces premières années se trouvent singulièrement compliquées par la conscription et les guerres qui raréfient les candidats. Dès que la réputation de l'internat est établie et que la paix ramène des étudiants sur les bancs de la faculté, la difficulté se corse. En 1834, on en est à une place pour sept postulants, pour six en 1867, pour huit en 1889, pour dix en 1901.

L'augmentation du nombre de candidats est telle, à partir de la fin des années 1880, qu'elle allonge de plusieurs mois la lecture des copies, ce qui oblige à dédoubler les jurys pour accélérer la correction. Cette mesure est prise devant le refus général de restreindre l'accès au concours, en n'éliminant ni les externes les plus jeunes ni les étrangers.

Ce n'est pas faute d'une augmentation constante du nombre total de postes d'internes. La première promotion offrait vingt-quatre postes. De 1802 à 1830, l'internat, encore peu mature, connaît des variations de très forte ampleur : onze reçus seulement en 1821 et vingt-sept l'année suivante. Par la suite, le nombre des places offertes se stabilise, créant plus d'égalité des chances entre les promotions d'une même période.

Les internes des hôpitaux de Paris

On passe à la dizaine supérieure en 1847 seulement, puis on franchit d'autres dizaines en 1871, en 1888, en 1899, en 1919, en 1929 et en 1952. Pendant ces cent cinquante ans, le nombre de reçus par promotion a quintuplé. Ce n'est pas aberrant par rapport à l'augmentation générale du nombre d'étudiants, de services hospitaliers et de malades traités, si bien que le concours n'est pas, pour autant, devenu plus facile.

Ainsi, dans les années 1920 et 1930, il faut trois ou quatre tentatives aux candidats pour réussir le concours. Le rapport entre postulants et reçus reste à un sur dix, voire un sur douze.

Au début des années 1950, Paris compte toujours à peine moins de postes d'internes que dans tout le reste des villes universitaires de France. Mais, en la matière, sa prépondérance est moins écrasante que pour le nombre total des étudiants en médecine. En conséquence, le concours demeure plus difficile à Paris que partout ailleurs, du fait d'une diminution relative du nombre de places et d'un renforcement du barrage universitaire en début d'études. Il est devenu courant de ne réussir qu'au bout de la quatrième ou de la cinquième tentative, ce qui modifie singulièrement les conditions dans lesquelles on étudie la médecine.

Chapitre III

Messieurs (et mesdames)
les internes

Voici donc les résultats proclamés. Chacun cherche son nom sur les listes. On ose regarder. On n'ose pas. Le cœur manque. Soudain, pour chaque heureux élu, la joie éclate.

À quelques exceptions près. Fernand Widal, reçu à son premier concours à l'âge de vingt-deux ans, ne se trouve pas assez mûr. Ce jour de décembre 1884, il télégraphie à son père : « nommé malheureusement »...

Nos plus belles années

Les internes sont de jeunes hommes. Ils ont à peine plus de vingt ans sous le Premier Empire, moins de vingt-cinq à la fin du XIXe siècle, guère plus après la Première Guerre mondiale. Ce n'est que dans les années 1940 et 1950, la complexité des études médicales et la difficulté croissante du concours aidant, que leur âge s'élève sensiblement. Au carabin célibataire pilier de salle de garde se substitue sur le tard un homme, généralement marié, parfois chargé de famille, et vivant en dehors de l'hôpital.

Le premier interne marié, Alfred Fournier, de la promotion de 1854, est longtemps resté, mieux qu'une exception, un phénomène. La révolution, amorcée à la Belle Époque, ne se concrétise qu'entre 1925 et 1940. Un bon tiers des internes en exercice est alors marié, la moitié dans les années 1950.

L'internat, fixé en 1802 à deux ans, s'est rapidement étendu à quatre ans, cet allongement étant d'ailleurs considéré par ses bénéficiaires comme une amélioration et, même, un avantage. Très vite, des bonnes notes d'internat avaient permis de bénéficier d'une ou de deux années supplémentaires. Deux internes de la Restauration racontent, dans leurs souvenirs respectifs, l'un avoir effectué deux ans, l'autre quatre, et chacun de trouver cela on ne peut plus normal. Rien, en fait, n'est encore stabilisé, pas même l'interdiction faite aux internes d'être titulaires de leur doctorat. En effet, l'une des plus fameuses thèses d'histoire de la médecine, emblématique de l'avènement de la clinique, celle de Gaspard-Laurent Bayle, a été soutenue le jour même de la création de l'internat, le 23 février 1802. Or Bayle sera reçu interne en septembre de la même année.

Si l'on tient compte des périodes où existent le service militaire, la conscription, pour ne rien dire des guerres, le temps qui s'écoule entre la réussite au concours et la fin de l'internat est donc très variable : au moins quatre ans, certes, mais plus probablement cinq ou six. C'est donc un engagement de longue haleine que contractent les internes. Mais auquel, quelles que soient les circonstances, ils attachent un tel prix qu'ils ne sont pas prêts à l'écourter. On reviendra sur le cas des internes malades qui s'accrochent, de congés temporaires en arrêts de maladie, avant de se résoudre à jeter l'éponge. Les guerres fournissent d'autres exemples saisissants qui prouvent que les internes ne sont pas intéressés par le simple droit d'écrire sur leur plaque « ancien interne des hôpitaux de Paris » pour toucher les dividendes d'un titre prestigieux, mais veulent réellement bénéficier de l'exceptionnelle formation qu'implique l'internat.

On voit ainsi des anciens combattants de la Grande Guerre, acharnés après des années de mobilisation, des blessures, à reprendre leurs études, à préparer l'internat. Des chirurgiens comme Marcel Fèvre ou André Derocque (tous deux de la promotion de 1923) sont d'anciens officiers d'infanterie blessés au front et reconvertis à la médecine.

On voit aussi des internes en fonction avant 1914 réintégrer l'internat en 1919, dans une soif manifeste de renouer le fil de leur vie et d'accomplir leurs ambitions intactes.

En ce qui concerne la Seconde Guerre mondiale, les bouleversements temporels ont été plus limités, mais avec quelques cas qui font figure de comble. Ainsi, Lucien S., entré en fonction en avril 1939 (il a déjà trente ans), est mobilisé de septembre 1939 à novembre 1940. Il reprend ensuite son internat, mais le voici rappelé par l'autorité militaire en avril 1941. Probablement déporté au titre de la Relève médicale (sorte de S.T.O.), il ne rentre en France qu'en mai 1945. Après un congé de santé, le voici de nouveau à l'œuvre en novembre. Il achève son internat en novembre 1948, soit dix ans après avoir passé le concours ! Il a trente-neuf ans. François Wetterwald, qui fut déporté comme résistant, acheva son internat à trente-sept ans, en 1948.

Tout ce que l'on sait par les récits biographiques et les études statistiques montre que les internes sont autant nés en province qu'à Paris ou dans sa région. On a déjà parlé du rayonnement de la faculté de médecine et de l'internat de la capitale. Ce pouvoir attractif dure tout au long du XIXe siècle et largement aussi au XXe siècle.

Ces sources biographiques nous renseignent également sur l'origine sociale des internes. Une forte proportion d'entre eux, on l'a vu, sont fils de médecins, assez souvent anciens internes eux-mêmes au fur et à mesure qu'on avance dans le temps. Pour le reste, on trouve de nombreux jeunes gens dont les pères sont rentiers, exercent une profession libérale, sont officiers, fonctionnaires, plus rarement professeurs. Représentant la France de l'époque, ce sont des indépendants bien plus que des salariés. Il n'y a rien là qui surprenne : les internes sont issus de la bourgeoisie, plus souvent moyenne que grande ou petite. Même si l'on peut trouver des exceptions remarquables, fort peu d'entre eux viennent de milieux vraiment populaires. Il faut avoir bénéficié d'une instruction secondaire, avoir le bac pour entrer à l'université, il faut avoir suffisamment d'argent pour envisager des études de médecine, encore allongées par la préparation aléatoire au concours de l'internat. Quant aux années d'internat elles-mêmes, nous y reviendrons, elles ne sont pas bien rémunérées par l'administration hospitalière et une aide familiale, sans être indispensable, est toujours la bienvenue. De fait, l'internat n'est pas une filière pour boursiers méritants, mais plutôt pour fils de famille.

Messieurs (et mesdames) les internes

La grande bourgeoisie et la noblesse sont aussi mal représentées. Surtout au début du XIXe siècle. La médecine est seulement en train de prendre son essor en termes de prestige social et d'opportunités financières. C'est à partir du Second Empire qu'elle commence à acquérir une légitimité scientifique et sociale attractive.

L'internat est plutôt facteur d'ascension sociale. On connaît bien le parcours d'Adrien Proust, père de Marcel, pavé d'honneurs et d'argent. Or il est issu d'une famille de marchands de bougies. Achille Flaubert, fils d'un maréchal-ferrant, deviendra le grand chirurgien de la région de Rouen, doté d'une remarquable fortune. Jean Martin Charcot est le fils d'un carrossier parisien qui ne peut payer des études qu'à l'un de ses quatre fils, qui devient une célébrité européenne et est sollicité pour les patients les plus illustres et les plus fortunés.

Les femmes internes

Jusqu'au Second Empire, les femmes ont été exclues de l'exercice de la médecine. D'autant plus qu'elles ne peuvent, avant 1861, présenter le baccalauréat qui, seul, ouvre les portes de la faculté. Sur intercession personnelle de l'impératrice Eugénie, la première Française à recevoir une autorisation de suivre des études médicales, en 1867, est Madeleine Brès. Son cas est, de toute façon, extraordinaire : lorsqu'elle commence ses études, à l'âge de vingt et un ans, elle est déjà veuve et mère de trois enfants ! Elle obtient son doctorat en 1875. Mais elle a en fait été précédée à la faculté de Paris par deux étrangères, une

Anglaise diplômée en 1870 et une Américaine en 1871. La France se trouve à l'avant-garde de l'Europe, quoiqu'il faille remarquer que la première femme docteur en médecine a été diplômée dès 1849 aux États-Unis.

Si Madeleine Brès est évidemment considérée comme un objet de curiosité, et pas toujours avec beaucoup d'aménité, elle reçoit aussi des appuis, comme celui de Pierre Paul Broca qui la fait nommer interne provisoire hors concours dans son service de la Pitié. Elle a en effet demandé en vain, en 1871, à être autorisée à concourir à l'externat. En motivant son refus, le conseil de surveillance de l'Assistance publique a tenu à assurer de sa « sympathie » toutes les étudiantes et à proposer de leur faciliter l'accès aux leçons données dans les hôpitaux. Mais la résidence à l'hôpital leur paraît exclure toute possibilité pour les femmes de prendre part à l'internat, du fait de considérations « d'ordre et de bonne administration intérieure [1] ». Jamais n'est évoqué le fait que depuis plusieurs décennies, des internes résident en dehors des hôpitaux, faute de chambres en nombre suffisant. Au contraire, l'argument de la vie à l'hôpital est celui derrière lequel le conseil de surveillance se réfugie pendant plusieurs années pour faire pièce aux nouvelles demandes d'étudiantes et aux questions du gouvernement sur le sujet. Il ne constitue évidemment pas la seule raison de ces refus répétés, ni même la plus valable ou la plus importante. En dépit du ton policé des procès-verbaux du conseil de surveillance, on voit apparaître un refus viscéral des femmes médecins, que certains membres dénoncent comme une anomalie.

Anomalie qui prolifère pourtant à partir de 1880. À la Belle Époque, il y a autant d'étudiantes en médecine qu'en lettres, mais il est vrai que beaucoup parmi elles sont étrangères, le plus souvent russes.

Puisqu'il n'est pas du pouvoir des membres du conseil de l'Assistance publique de décider des règles en vigueur à la faculté de médecine, ils désirent du moins tenir les femmes le plus à l'écart possible des hôpitaux, vrai lieu de la formation et filière de l'excellence. Toutefois, on note aussi, à partir de la fin des années 1870, que quelques partisans des femmes siègent au conseil et essaient de se faire entendre[2].

Un mouvement se dessine en Europe et aux États-Unis, conduisant les jeunes femmes les plus déterminées à chercher la meilleure terre d'asile et à faire l'égalité des droits par voie de justice. L'Anglaise Blanche Edwards s'épuise et épuise sa fortune en procès contre les autorités médicales britanniques. Elle se tourne en désespoir de cause vers la France et reprend son combat pour l'égalité.

En 1882, l'Assistance publique autorise finalement les femmes à concourir à l'externat, à condition qu'elles ne se prévalent pas du titre acquis pour se présenter à l'internat. Une brèche est ouverte, pourtant, dans laquelle les femmes annoncent d'emblée qu'elles vont chercher à s'engouffrer. D'autant plus qu'elles comptent dorénavant des soutiens affichés au conseil. L'un d'entre eux demande la levée de toutes les restrictions, considérant qu'« il importe de donner aux femmes tous les moyens de se créer une position honorable par le travail ». « Il est temps de sortir de la routine, soutient un autre, et d'ouvrir toutes grandes aux femmes les portes des carrières libérales. » Sans être aussi vigoureusement féministe, le directeur général de l'Assistance publique admet que la France doit s'aligner sur ce qui se fait ailleurs et « élargir le cercle des positions réservées aux femmes ».

Les internes des hôpitaux de Paris

Cette nouvelle discussion de principe provoque le grand déploiement des arguments des opposants. Ils portent donc principalement sur la résidence à l'hôpital qui implique, le cas échéant, une cohabitation d'internes des deux sexes, et d'autre part sur les nécessités de la garde. Après consultation de médecins et de chirurgiens chefs de service, voici la quintessence des obstacles : « Il faut bien exposer les inconvénients de l'habitation à l'hôpital. Nous voulons que tous les internes y soient logés. Les inconvénients de la vie en commun à la salle de garde, de la garde elle-même pendant laquelle on est souvent obligé de porter d'urgence certains secours qu'on ne peut décemment demander à une femme, et enfin dans le service même où il faut souvent un sang-froid et une force de caractère que certains hommes ne peuvent acquérir, le nervotisme momentané ou permanent de la femme peut devenir un inconvénient des plus graves[3]. »

Tout se passe comme si les internes étaient des sauvages incapables de garder un comportement décent ou correct en présence d'une femme, *a fortiori* si elle est une collègue. D'ailleurs, les postulantes elles-mêmes paraissent en être persuadées puisqu'elles demandent à accéder à l'internat dans des établissements qui leur seraient réservés ! Demande rejetée, et pour cause. La réputation de mauvaises vie et mœurs des internes va-t-elle les sauver de l'invasion féminine ?

Il faut quelques années pour que, la réflexion aidant, il devienne évident que, moyennant des aménagements, cette cohabitation ne présente aucune difficulté pratique. « Les internes vivent au milieu des religieuses, des surveillantes, des filles de salle ; la morale n'en est pas troublée[4] », fait remarquer un membre du conseil de surveillance.

Messieurs (et mesdames) les internes

À la faculté, les étudiantes doivent se grouper au premier rang pour assister aux cours. Elles n'échappent ni aux quolibets ni aux insultes. Les rapports personnels eux-mêmes ne sont dépourvus ni de méchanceté ni d'ambiguïté. Autour des tables de dissection, la mise à l'épreuve est grinçante ou grossière. Dans les services hospitaliers de grande taille, des étudiants profitent de l'inattention ou de la complicité du professeur pour rebuter les étudiantes et venir se plaindre ensuite qu'elles apportent de la perturbation. Les principaux intéressés, les internes, sont pour leur part opposés à l'ouverture. En 1884, l'agitation est si vive dans les salles de garde qu'elle débouche sur une pétition hostile aux femmes écrite par l'association des anciens internes. Bien sûr, l'opposition des internes ne tient pas dans la conviction qu'ils auraient de voir l'internat dégénérer en une vaste orgie. Elle réside tout simplement dans la certitude qu'ils trouveront là de nouveaux concurrents. Admettre les femmes, c'est à terme multiplier les rivaux. « Ces femmes n'étaient pas, à mes yeux, des femmes comme les autres : en elles, je distinguais déjà des condisciples, des concurrentes. Je suis plutôt féministe, comme on disait en ce temps-là. Je professe que la femme doit être en tout l'égale de l'homme. De l'homme sans doute. Non de moi. Le sentiment que je pouvais être supplanté par une femme dans mes études, dans mes conquêtes intellectuelles, ce sentiment m'emplissait de vergogne, de colère. À voir des femmes dans nos rangs, je me sentis fouaillé d'ambition superbe[5]. » Et les internes sont en la matière soutenus par des anciens, devenus entre-temps médecins des hôpitaux et, donc, membres des jurys des concours. « Si l'on octroyait à quelques jeunes filles fantaisistes, déclare le Dr Gérin-Roze, le droit de venir disputer à des hommes sérieux ces places d'où dépend leur avenir, c'est alors notre rôle à nous [membres des jurys] qui commencerait[6]. »

Pourtant, l'année suivante, sur l'injonction du ministre de l'Instruction publique, Paul Bert, médecin lui-même, un arrêté autorise les externes de sexe féminin à se présenter au concours de l'internat. Si une majorité favorable se dégage au conseil de surveillance et si un certain nombre de professeurs de médecine et de chefs de service ont fait connaître leur approbation, les opposants ont aussi eu le temps de peaufiner leurs arguments. L'admission des femmes à l'internat est présentée comme inutile car elle « n'offre aucun avantage au point de vue de l'intérêt des malades et de celui de l'Administration ». Elle constitue un facteur de troubles. Obligés d'en rabattre sur les questions de vie commune, les opposants développent l'idée que les femmes ne pourront travailler dans tous les services. Elles seront exclues du traitement des vénériens ou des maladies urinaires, pour des raisons de décence. Le choix des places sera donc bouleversé par des passe-droits et des exceptions. Enfin, les femmes sont évidemment inaptes à certains gestes chirurgicaux sanglants, à certaines manipulations qui requièrent de la force physique et, plus encore, aux promptes et fermes résolutions que nécessite le traitement des urgences. Finalement, le fait qu'elles puissent accéder aux stages comme à l'externat suffit à leur procurer une formation médicale qui assure sinon l'égalité (elle n'a pas lieu d'être), du moins l'équité.

Rien n'y fait et la réforme entre en vigueur. Dorénavant, le succès est à portée pour une femme suffisamment douée et suffisamment déterminée.

Messieurs (et mesdames) les internes

Suffisamment déterminée pour affronter le violent chahut qui salue l'arrivée des premières candidates le jour des épreuves écrites. Un médecin des hôpitaux, tiré au sort pour faire partie du jury, refuse de siéger. « Je considère cette intrusion, écrit-il au directeur de l'Assistance publique, comme une œuvre contre nature qui blesse toutes les susceptibilités du sens moral, en même temps qu'elle est irréalisable dans la pratique nosocomiale et attentatoire à la dignité de l'institution de l'internat des hôpitaux dont nous sommes les soutiens naturels [7]. »

Au jour dit, les quelques candidates sont convoquées aux aurores et enfermées dans une petite pièce à part. Quelques minutes avant le début des épreuves, elles sont conduites à l'amphithéâtre sous la garde d'un service d'ordre spécial. On contient ainsi le chahut qui aurait pu les empêcher totalement de concourir, voire obliger au report des épreuves. Mais on imagine quelle anxiété ces conditions rajoutent encore au trac normal du concours.

La pionnière Blanche Edwards ne parvient d'ailleurs pas à passer le cap et c'est finalement une Américaine, Augusta Klumpke, qui emporte la redoute en 1887, à sa seconde tentative. Elle est suivie, deux ans plus tard, d'une Russe, Marie Wilbouchewitch, qui représente bien la figure devenue, sinon courante, du moins familière des jeunes femmes russes venues étudier la médecine en France.

Ces deux premières internes vont d'ailleurs épouser des collègues, ce qui pose paradoxalement la question de leur légitimité : faut-il être mariée à un interne pour être admise en tant qu'interne ?

En outre, leur exemple reste longtemps lettre morte. D'abord, elles sont étrangères. Ensuite, elles demeurent sans postérité jusqu'en 1901. Ce n'est en effet qu'au bout de douze ans qu'une femme, française cette fois, est de nouveau nommée au concours : Marthe Francillon. Puis, en 1906, elles sont trois, dont Marie Landry, qui sera la première femme nommée chef de clinique. Élevée au couvent, elle n'avait pas été autorisée par ses parents à poursuivre des études. Elle attendit donc sa majorité (vingt et un ans) pour passer le baccalauréat et s'inscrire en médecine.

À partir de ce moment, les jeunes filles figurent régulièrement au palmarès de l'internat. Le professeur Jean Bernard reconnaît pourtant qu'au début du XXe siècle les femmes doivent, pour être reçues à l'internat, faire preuve de qualités et de connaissances supérieures à celles demandées aux garçons, afin de surmonter des traditions qu'il estime intéressées.

Le carton d'invitation au bal de l'internat de 1900 prouve à quel point les femmes médecins demeurent un sujet de plaisanterie. « Bien chère madame, en attendant que vous soyez toutes doctoresses, voulez-vous venir, vous et vos amies, féminiser notre nocturne réunion [...] ? »

La cohabitation n'est pourtant pas si difficile. Les photographies de salle de garde montrent d'ailleurs des tableaux sereins. Après l'isolement et l'exotisme des deux premières internes, une sorte de vitesse de croisière est trouvée à la Belle Époque. En 1909, il y a ainsi six jeunes femmes parmi les internes en fonction, toutes promotions confondues. Elles sont onze en 1913. L'interne au féminin n'est plus tout à fait un animal curieux. Patrons, collègues, infirmières et patients, tous doivent commencer à s'y habituer. Une chanson de salle de garde est consacrée à « Madame l'Interne aux yeux doux », chanson peu réussie mais sans grande méchanceté.

Messieurs (et mesdames) les internes

Du tréfonds de mes chairs imberbes
S'élancent des désirs superbes
Lorsque j'entends votre froufrou
Madame l'Interne aux yeux doux.
Et si votre main qui caresse
Effleure la joue de Nénesse,
De Jean, de Victor, de Loulou,
Madame l'Interne aux yeux doux,
Vous n'avez pas vu ma colère,
Mon pauvre cœur se désespère
Et je me sens devenir fou,
Madame l'Interne aux yeux doux,
Je voudrais, tout comme Polyte,
Avoir aussi l'appendicite
Ou tout au moins mal au genou
Madame l'Interne aux yeux doux,
Pour que palpant ma chair dolente
Votre main désirée ressente
Que mon cœur ne bat que pour vous
Madame l'Interne aux yeux doux.

Avec un certain aplomb, l'association des anciens internes commémore en 1937 le cinquantenaire de la première nomination d'une femme à l'internat. « Ce fait qui nous semble tout naturel aujourd'hui, déclare benoîtement le président, passa alors pour tout à fait révolutionnaire. [...] Pouvons-nous aujourd'hui voir, sans sourire, la pauvreté, l'enfantillage de ces motifs, sous lesquels se cachaient des raisons assez mesquines, avouons-le, d'amour-propre et d'égoïsme masculins [8] ? »

Le mouvement est réellement enclenché et ne se démentira plus, en dépit des accidents de parcours. À tel point que l'on peut considérer que, dans les années 1930, l'internat est l'une des rares filières d'excellence dans les études supérieures où les femmes soient honorablement représentées. On compte alors dix pour cent de femmes parmi les internes et, d'ailleurs, ce pourcentage est à peine inférieur à celui de femmes reçues au doctorat à la faculté de Paris. Les femmes ont donc presque autant de chances que les hommes de réussir le concours de l'internat, même s'il leur faut un peu plus de temps et qu'elles appartiennent davantage que leurs collègues masculins à des classes sociales élevées ou à des familles d'internes : un quart des jeunes filles reçues dans la promotion de 1938, par exemple, sont filles d'anciens internes.

Cela n'empêche pas les questions de persister, dans des termes toujours à peu près identiques. La médecine est-elle un métier approprié pour les femmes ? Un médecin, en effet, est très souvent appelé hors de chez lui et mène une vie de famille agitée. Le problème trouve une solution intellectuellement satisfaisante par la recommandation faite aux étudiantes de choisir des spécialités qui paraissent moins soumises à l'urgence : l'ophtalmologie, la radiologie (de surcroît assez dangereuse et pas forcément très prisée) et, bien sûr, la pédiatrie, censée être la pente instinctive de la femme médecin. La médecine générale est en principe exclue comme trop prenante, ainsi que la chirurgie qui réclame un sang-froid et une force physique estimés incompatibles avec la nature féminine.

Or, dans les faits, ces barrières sont balayées. Les femmes médecins, au premier rang desquelles les anciennes internes, tendent à adopter une pratique et des spécialités en conformité avec leurs goûts et leurs capacités. Geneviève Gaulier-Fagnière, de la promotion de 1931, pratique la gynécologie et l'obstétrique à Versailles où elle s'est installée conjointement avec son mari et ce, alors que ces deux spécialités sont assez mal vues pour les femmes.

En fait, les modifications de la condition de vie bourgeoise après la Première Guerre mondiale, puis la crise économique répandent l'idée de la nécessité, y compris pour les jeunes filles, de s'assurer une profession. Tout en déplorant cet état de fait, la presse catholique elle-même l'admet.

Considérées avec méfiance et même acrimonie avant la Première Guerre mondiale, les jeunes femmes sont donc accueillies de façon plus ordinaire à partir des années 1920. Même si tout n'est pas rose. Un journal d'étudiantes note « la rosserie sournoise et la grossièreté » des étudiants en médecine à l'égard des filles [9]. À cette époque, pourtant, un journal d'étudiants en médecine très corporatiste peut se livrer, sans offenser ses lecteurs, à un panégyrique des étudiantes, reconnaissant leurs aptitudes au moins égales à celles des garçons, mais s'achevant sur une chaude recommandation pour elles de s'orienter vers l'hygiène et la pédiatrie [10].

Les réticences se retrouvent peut-être de la façon la plus frappante après l'internat, lorsqu'il s'agit d'entreprendre une carrière hospitalo-universitaire. Une femme a été nommée chef de clinique en 1911 et elle est seule à avoir une postérité. Car l'accès aux autres postes reste exceptionnel au point d'être unique. Le Dr Grunspan, duchesse de Brancas, est nommée électroradiologiste des hôpitaux en 1927. Elle dirige un service à Baudelocque, jusqu'à sa mort survenue en 1936 des suites d'une maladie professionnelle. En effet, l'exposition aux rayons condamnait presque toujours les radiologues à des maladies de peau et à des cancers. En 1930, Thérèse Bertrand-Fontaine, interne de 1922, réussit le concours de médecin des hôpitaux de Paris et sera chef de service en 1939, année où une seconde femme, Jenny Weiss-Roudinesco, interne de 1929, accède elle aussi au Bureau central. Entre-temps, le Dr Papillon-Léage est devenue, en 1933, stomatologiste des hôpitaux. Il faut bien remarquer que la radiologie et la stomatologie constituent des spécialités mineures et sont dédaignées par les anciens internes. La première femme professeur de médecine (en 1932) est certes une ancienne interne de Paris, Marthe Condat, de la promotion de 1910. Mais elle est élue à la faculté, fort secondaire, de Toulouse. La faculté de Paris reste une citadelle inviolée jusqu'en 1933, où une agrégée est admise. Encore s'agit-il non point d'un médecin, mais d'une scientifique, Jeanne Lévy, formée au Collège de France, et qui enseigne la discipline plutôt mineure qu'est la pharmacologie. C'est donc encore le temps des pionnières.

Autre trait frappant, enfin, la propension des femmes internes à épouser des collègues. C'est presque la règle durant les premières années et, entre les deux guerres mondiales, quarante pour cent des internes mariées ont épousé en fait un collègue, généralement rencontré pendant l'internat. À commencer, on l'a dit, par la première d'entre elles, Augusta Klumpke, qui devient très vite Mme Jules Déjerine. « Elle a toutes les qualités possibles », déclare le fiancé (interne de 1874), qui n'a effectivement pas si mal choisi. Le couple Klumpke-Déjerine inaugure une collaboration très fructueuse en matière de recherche neurologique. Augusta participe aux livres de son mari, elle est chargée des préparations microscopiques, des schémas, diagrammes et autres illustrations. Elle publiera aussi des articles sous son propre nom. Leur fille unique, Jeanne, devient à son tour interne en 1921 et épouse un interne, Étienne Sorrel, ce qui vaudra à leur mariage d'entrer dans la légende de l'internat : les mariés, les parents de la mariée, les témoins et le prêtre lui-même sont tous internes ou anciens internes des hôpitaux de Paris[11] !

Les internes étrangers

Durant ses cent trente premières années d'existence, l'internat a compté à peine une centaine d'étrangers, dont huit seulement sont restés en France pour exercer. Au début, les étrangers sont noyés dans la masse de la France napoléonienne et de ses cent trente départements. Ils ne sont explicitement autorisés à prendre part au concours qu'à partir de 1822. Il faut dire que les étudiants étrangers n'ont jamais été aussi nombreux à Paris que depuis la signature de la paix. On remarque, sous la Restauration, quelques Anglais et, au fil des années, des Espagnols et des Sud-Américains. Sous le Second Empire, on commence à voir des Polonais et, plus tard encore, des Roumains, plus nombreux au fur et à mesure que s'applique la convention qui accorde aux bacheliers roumains une équivalence pour venir étudier en France. Aussi ce phénomène se précise-t-il sous la IIIe République. Il devient bientôt banal de dire que l'école de médecine de Bucarest est emmenée par d'anciens internes des hôpitaux de Paris. Elle partage cette caractéristique avec celle de Genève.

Sur le petit nombre d'internes étrangers qui s'installent en France (la loi n'oblige pas à être français pour exercer la médecine en France, mais seulement à avoir un doctorat français), certains jouissent d'une grande célébrité. Tel ce fils de réfugiés polonais, Joseph Babinski (interne en 1879), neurologiste de réputation mondiale et, par ailleurs, assistant de son frère Henri, auteur sous le nom d'Ali-Bab de très fameux ouvrages de cuisine !

Toutefois, on note, à partir des années 1890, une tension à l'égard des carabins étrangers, parallèlement à la montée d'une inquiétude sur la pléthore estudiantine et médicale. Cette inquiétude va conditionner les cinquante années suivantes.

Jusqu'à la Première Guerre mondiale, la présence d'étrangers parmi les internes reste anecdotique. Mais elle se modifie complètement par la suite ; probablement sous l'effet d'une disposition introduisant la nomination en surnuméraire d'étrangers, dans le but originel d'assurer le rayonnement international de la médecine française. En l'espace de dix ans, entre 1926 et 1935, près de cinquante internes étrangers sont reçus et la majorité d'entre eux s'installent définitivement en France. Au concours de 1930, neuf étrangers sont reçus en plus des quatre-vingt-trois Français. Parmi eux, le major de la promotion — l'Espagnol Jaime (Jacques) de Pariente —, ainsi que le quatrième. On trouve dorénavant des Canadiens, des Belges, des Suisses, des sujets des colonies et des protectorats, mais aussi des Égyptiens, des Grecs, des Yougoslaves, des Roumains, des Polonais et des Soviétiques, parfois apatrides...

En fait, c'est l'évolution de la politique européenne qui a changé la situation des étrangers dans

Messieurs (et mesdames) les internes

l'internat. Il y a toujours eu quelques réfugiés politiques parmi eux. Mais, dorénavant, les réfugiés, tant politiques qu'économiques, abondent, qui ne peuvent, à l'évidence, retourner dans leur pays d'origine. Ainsi en est-il des Sarrois favorables aux Français après qu'un plébiscite a rattaché leur région à l'Allemagne hitlérienne, des Russes blancs, des Polonais ou des Roumains juifs exclus des universités par la législation antisémite, etc.

En 1934, l'administration de l'Assistance publique instaure, à la demande des internes en exercice, l'engagement sur l'honneur, obligatoire pour les postulants étrangers, de ne pas exercer en France à l'issue de leur internat. Cette mesure reste toute platonique, parce qu'il n'existe aucune sanction légale et que, si les candidats acquièrent par la suite la nationalité française, ils ont bien sûr les mêmes droits que tous les autres Français. Mais en ces temps de crise économique et de concurrence accrue entre les praticiens, cette réalité est diversement vécue dans l'internat au sein duquel s'expriment, sans doute pour la première fois aussi nettement, des réactions xénophobes et antisémites.

Le corps de l'internat, lit-on sur une note rédigée par la direction du comité des internes en exercice en 1939, a toujours réservé le meilleur accueil aux étrangers et n'a manifesté à leur égard que des sentiments de cordialité et de sympathie. Cependant, l'attitude de certains étrangers s'est modifiée d'une façon telle qu'il importe d'une manière urgente de préciser certains points du règlement du service de santé les concernant.
[...] Tout en bannissant absolument la xéno-

phobie que nous considérons comme indigne de nous, tout en comprenant le bien-fondé de la nécessité de certaines naturalisations, l'installation en France de tous ces internes étrangers prenait une telle ampleur qu'il devenait bientôt nécessaire d'agir.

[...] L'engagement d'honneur étant nul du point de vue juridique, les fautifs ne peuvent pas être poursuivis ; l'association des internes des hôpitaux de Paris demande à l'administration de l'Assistance publique de prendre et de prévoir dans son règlement les sanctions nécessaires contre les internes nommés à titre étranger qui se font naturaliser au cours de leur internat [12].

Paradoxalement, au même moment, le doyen de la faculté de médecine de Paris n'est pas un Français d'origine. Gustave Roussy (interne de 1902) est, en effet, né suisse et c'est à Genève qu'il a commencé sa médecine. Il sera d'ailleurs révoqué par le gouvernement de Vichy, en vertu de la loi du 16 août 1940 qui interdit l'exercice de la médecine aux praticiens « nés de père étranger ». Législation xénophobe, à caractère antisémite très prononcé, qui exclut même les naturalisés mais qui, par un bizarre effet de misogynie, ne touche pas les médecins nés de mère étrangère.

Après la Libération, cette législation est rapportée. L'association des internes en exercice ne peut cacher son désappointement et essaie, plus ou moins adroitement, de freiner l'installation en France des internes d'origine étrangère qui font valoir leurs titres de résistance ou leur engagement dans les forces françaises combattantes. Le système de la nomination des internes étrangers en surnuméraire, qui n'a pas été abrogé sous Vichy, se maintient jusqu'en 1946 puis disparaît. Un nouveau règlement général sur les services de santé restreint les facilités offertes aux étrangers et éteint le problème, au moins pour la période qui va jusqu'au début des années 1950[13]. Là aussi, une page se tourne.

Chapitre IV

Le patron

Ayant réussi le concours, l'interne est affecté dans un service, auprès d'un chef de service dont il devient — hormis dans les grands services de clinique — le principal collaborateur.

Ce chef de service est couramment désigné comme le « patron », parce qu'il est celui qui dirige, certes, mais aussi parce que, dans une acception plus ancienne, il est celui dont les subordonnés sont en droit d'attendre quelque chose.

Il est d'ailleurs bien le patron au sens romain du mot, *patronnus*, explique un interne au début des années 1930, celui qui patronne, qui doit satisfaire sa clientèle, je veux dire la foule de ses élèves, internes, externes et stagiaires. Il est là non seulement pour les instruire, ce qui est l'évidence même, mais aussi pour les pousser, les défendre, les soutenir dans les concours, les encourager en cas de défaillance [1].

Mais le don n'est pas à sens unique car, comme on dit dans l'internat, « c'est à ses disciples qu'on juge le maître ».

Le patron, en effet, se voit dévolu le triple rôle de soigner les malades, bien sûr, de former de jeunes médecins (alors qu'il n'est pas toujours membre de la faculté) et de choisir des successeurs.

La « course aux patrons »

À l'origine, l'attribution des places dans les divers hôpitaux suit l'ordre du résultat du concours : les deux ou trois premiers accèdent à l'Hôtel-Dieu, tandis que les suivants sont nommés selon les disponibilités, par ordre décroissant de prestige, à la Charité, à Saint-Louis, aux Vénériens, aux Enfants-Malades, à Saint-Antoine et, enfin, dans les deux hospices, la Salpêtrière et le lointain Bicêtre. La liste des internes est, à partir de 1810, imprimée à l'issue du concours avec l'hôpital d'affectation, la durée du service et la date d'entrée en fonction en face du nom.

Au fil des décennies, l'ordre des préférences évolue. Un temps, l'usage veut que le major de la promotion soit attaché à la clinique chirurgicale de la Charité. Mais l'Hôtel-Dieu restera longtemps ce qu'il était pour un interne de 1812 :

> Je fus appelé à l'Hôtel-Dieu ; ce que je désirais depuis longtemps. Ce grand hôpital est le plus central, plus à portée des cours et de l'école ; l'instruction y est abondante, variée. Il est parfaitement tenu, les malades y sont bien soignés, bien traités [2].

Le patron

Bicêtre reste peu prisé du fait de son éloignement. On lit avec surprise dans les mémoires de Louis Véron, major de la promotion de 1820, qu'il avait déjà réussi le concours auparavant, mais avait donné sa démission quand il avait appris avoir été affecté à Bicêtre ! Les jeunes chefs de service eux-mêmes n'y font que leurs premières armes en attendant des jours meilleurs. Maurice Chevassu, interne de 1901, raconte à son ancien patron sa consternation lors de son affectation : « J'ai pris sans enthousiasme, puis-je vous l'avouer aujourd'hui, le chemin de Bicêtre. J'espérais tant vous avoir pour chef dans un service digne de vous alors que votre jeunesse vous condamnait encore à ces pauvres salles de l'infirmerie, au recrutement médiocre, aux installations quelque peu délabrées [3]. »

Jusque dans les années 1880, les services où sont soignées les maladies vénériennes ou les maladies urinaires sont probablement les moins prisés. Non point par dégoût, comme on pourrait le penser, mais par manque d'intérêt. Peu à peu, ce sont les spécialités et les patrons qui se sont mis à compter dans l'appréciation des postes. Voire les assistants ou les agrégés brillants d'un patron vieillissant.

De toute façon, un nouveau mode d'attribution des places a pris forme, vers 1850. Le classement continue à jouer pour la première année. Chaque nouveau reçu va « au choix », c'est-à-dire piocher dans les places vacantes de quoi accomplir sa première année. Restent souvent disponibles des spécialités peu demandées (vénérologie, urologie, ophtalmologie, ORL et, dans une moindre mesure, obstétrique) ou des services dont le titulaire est encore inconnu (la « loterie ») ou qui ne sont que des consultations externes. Pour les années suivantes, les internes, aussitôt reçus, se mettent à courir à travers Paris pour retenir des places : armés de diverses recommandations, ils se précipitent au domicile des chefs de service qui les intéressent afin de solliciter une place pour leurs deuxième, troisième et quatrième années.

D'où des épisodes rocambolesques destinés à préserver une avance ou à damer le pion à un concurrent : on s'évince pour un fiacre ou un taxi, on coince l'ascenseur, on soudoie les concierges... C'est la « course aux patrons », dit-on d'une façon à peine imagée.

Alors, premier arrivé, premier servi ? Sûrement pas. Le chef de service a ses préférences et fait lui aussi des choix. Il peut vouloir prendre comme interne un élève qu'il a eu comme externe plutôt qu'un inconnu. Au contraire, il peut souhaiter éviter un élève qu'il n'a pas apprécié. Il peut être sensible aux recommandations émanant parfois de relations mondaines et plus sûrement d'autres médecins ou de collègues, amis ou anciens patrons. Les très grands patrons « font » l'internat de leurs protégés. Ils planifient pour les quatre années un programme qui permet à leurs élèves d'acquérir le meilleur bagage scientifique et technique en les faisant passer chez leurs disciples, leurs amis, et d'éviter soigneusement leurs rivaux, et qui se termine en apothéose par une année d'internat dans leur service. « Ce sera lui ou moi », a déclaré tout net le Pr Pasteur Vallery-Radot à l'un de ses élèves qui lui expliquait qu'un autre grand patron lui avait proposé une place d'interne. Excentricité, pouvoir exorbitant ? Pas vraiment, à en croire ce qu'il advint presque au même moment d'un jeune chirurgien : « [Gaston Cordier] trouva surtout sur sa route Henri Rouvière, qui était alors la grande figure de l'anatomie française, et qui décida de son avenir[4]. »

Le patron

Un interne qui demande un stage peut se faire éconduire. Souvent avec une politesse de commande : il suffit au chef de service de dire qu'il a déjà promis la place.

Il y avait des tas de petites combines chez les patrons, se souvient un interne de 1938. Un autre, chez lequel j'avais une place en quatrième année, avait appris que j'avais été chez son rival avant. Comme il était vexé, il m'a affirmé qu'il ne m'avait pas inscrit, alors que je voyais très bien que mon nom avait été barré[5].

Parfois, l'éviction peut se faire avec violence. Alexandre Minkowski, interne reçu en 1938, raconte ainsi qu'un patron l'expulsa de chez lui à coups de pied parce qu'il ne voulait pas recevoir de Juif.

Enfin, on peut être timide ou manquer d'entregent. C'est le cas de Maurice Deparis, ancien interne des hôpitaux de Bordeaux, monté à Paris tenter le grand concours qu'il réussit au premier coup, en 1929. Le voici perdu dans le choix des stages comme dans la capitale. Un de ses anciens patrons bordelais le recommande à un collègue parisien, pour l'aider à trouver des places. Il se présente chez le grand patron. « Il se retrouva très ému et très pâle, timide jeune homme au cou grêle, au nez enluminé des effleurescences d'acnée[6]. »

Ainsi chacun se construit-il de son mieux un internat en fonction de ses ambitions ultérieures, de ses possibilités et du hasard. Beaucoup ne découvrent leur vocation qu'au fil de leurs stages et se fixent sur une spécialisation après une expérience concluante. D'autres sont plus avertis. Tel, qui veut s'installer comme chirurgien dans sa ville natale, entend acquérir de la technique et de l'expérience. Tel autre, qui envisage une carrière hospitalière, cherche à se concilier des patrons qui le soutiendront dans les concours à venir. « Comme j'étais décidé d'emblée à faire de l'obstétrique et de la gynécologie, raconte Bernard Jamain, interne de 1936, c'était assez limité comme services... Mais en sachant très bien dans quelle école je m'orientais, n'est-ce pas. C'était Couvelaire, le grand patron, [et ses principaux élèves] Portes, Ravina. Ce sont les gens que j'ai retrouvés dans les concours après[7]. »

Les internes ne choisissent pas encore des spécialités mais bien des patrons. Ceux qui les formeront et leur apprendront le métier. Ceux qui aideront par la suite. Or la puissance et les dons pédagogiques ne vont pas toujours de pair. Le choix relève donc d'une alchimie complexe.

Ainsi, bon an, mal an, tous les internes « ont » des patrons dont ils pourront se prévaloir dans leur carrière ultérieure, qu'il s'agisse d'être soutenus ou de justifier leurs compétences.

Avec zèle et subordination

Dès 1810, les chefs de service sont priés de noter leurs internes chaque année, en particulier sur leur zèle, leur assiduité et leur obéissance. Ces notes permettent, si elles sont bonnes, de bénéficier d'années supplémentaires. Le contrôle des compétences se renforce quinze ans plus tard : un jury examine dorénavant les registres d'observations cliniques tenus par les internes. On distingue ainsi les meilleurs. Par la suite, ils seront sélectionnés par un nouveau petit concours, celui de la médaille d'or.

Le patron

Sous l'Empire, le bon interne se doit d'être « studieux, soumis et attentif, ne blessant personne par la précocité de ses talents[8] ». À ce prix, Chomel, interne reçu en 1809, fut, au bout de ses quatre ans, nommé inspecteur des internes chargé de veiller sur l'application et la moralité de ses collègues.

Les notes, par la suite, perdent de leur importance et prennent une tournure formelle dans la mesure où elles ne conditionnent plus la prolongation de l'internat, porté de toute façon à quatre ans. Mauvaises, elles n'obéreraient pas forcément l'avenir. Elles traduisent plutôt l'état des relations personnelles entre un chef de service et son collaborateur. En consultant les dossiers des internes, on découvre non seulement des variations, mais parfois aussi de franches inimitiés. Ainsi l'interne de 1930 Boris K. est-il toujours bien noté, si ce n'est par un médecin de la Pitié qui, comme externe, le gratifie d'un « très irrégulier, n'a pas fait son service » et, comme interne, d'un « assez bon » fort réservé.

Car les bonnes notes sont de loin les plus répandues, tandis que les notes médiocres sont très rares. L'appréciation s'efforce de tenir compte du travail effectif, du comportement ainsi que du potentiel de l'interne. Sa nature permet de reconnaître, au passage, les valeurs dominantes. Une étude réalisée sur des notes figurant dans les dossiers d'internes reçus entre 1920 et 1940 place en tête le savoir (l'instruction et la compétence) de peu devant le dévouement. Puis viennent l'assiduité (le zèle, la régularité, la ponctualité), le travail, l'intelligence et les « qualités morales ». La maturité, l'autorité, le caractère n'occupent que des positions très accessoires.

Le rapport entre le patron et l'interne est certes

d'abord un rapport d'autorité. Car la hiérarchie professionnelle se double de la relation entre enseignant et enseigné. La subordination peut être forte et s'exercer sur un mode tyrannique. Dans les années 1920 ou 1930, il arrive encore que des chirurgiens sanctionnent d'un coup de ciseaux retournés sur le bout des doigts les erreurs ou les lenteurs des internes qui opèrent avec eux.

Le rapport est aussi une collaboration, en principe fondée sur la confiance, parfois très intime. « L'ambition, lit-on en 1925 dans le journal de l'association des internes et anciens internes, a resserré les liens entre le chef et son interne et la distance, le fossé qui les séparaient autrefois n'existent plus[9]. » Le patron reçoit son interne chez lui pour un travail de recherche ou d'écriture, pour un dîner. Il arrive que tout cela se termine par un mariage : on ne compte plus les filles de patrons qui ont épousé des internes.

Le chef de service s'offre évidemment à l'interne en modèle. C'est la tradition même de l'internat dont l'histoire est pleine de ces coups de foudre, comme l'évoque Henri Mondor, interne de 1906, en se référant aux premiers temps de la médecine clinique :

Bichat suit Desault partout, l'écoute et l'admire avec un grand bonheur. Il est conquis, s'enferme à l'hôpital, y oublie les événements nerveux du dehors, travaille jour et nuit, n'a plus que l'idée fixe, sans bassesse, sans hypocrisie, d'attirer dignement l'attention de son maître, de le contenter. Il pense, sur la vie et les salles d'hôpital, comme Desault lui apprend à penser[10].

Le patron

Le modèle est tout d'abord celui de l'autonomie. Le chef de service n'a à l'égard de l'administration hospitalière que des obligations morales (mais impératives). Celle-ci ne lui attribue en échange de son travail qu'une somme dérisoire. Aussi est-il un homme libre et presque parfaitement souverain dans son service. Modèle de son comportement et de ses choix scientifiques, d'autre part. Le quotidien de l'interne est fait de cette imprégnation du travail commun. L'empreinte du maître se reconnaîtra tout au long de la vie professionnelle par la façon d'aborder le malade ou par certains gestes. Par le vêtement même : parce que Dupuytren portait toujours un habit vert, un gilet blanc et un pantalon bleu, certains de ses élèves s'habillèrent de même, en faisant une manière d'uniforme du chirurgien !

L'apprentissage du respect se transmet en outre de génération en génération, le patron offrant là encore le modèle de sa dévotion à ses propres maîtres. C'est une particularité très forte de l'internat d'être soutenu par ces traditions et de lier les générations entre elles par l'hommage aux glorieux prédécesseurs. Tribut de paroles certes, mais aussi attitude quotidienne. Alexandre Negreanu a vingt et un ans lorsqu'il assiste à cette scène à l'hôpital Broca :

> Mon patron, M. Tzanck, entouré par son maître M. Darier et par M. Civatte, écoutait les observations prises par les externes, les commentait, mais, par respect et courtoisie pour son maître, ne concluait jamais sans lui dire : « Qu'en pensez-vous, monsieur ? » L'avis de M. Darier était le verdict définitif[11].

Les internes des hôpitaux de Paris

L'interne parle à son patron en l'appelant « monsieur », terme où se mêlent le respect et la familiarité. Car si tous les médecins ont des maîtres — c'est-à-dire des enseignants —, seuls les internes (et les externes) ont des patrons, ce qui est le signe du lien privilégié né du travail en commun. Par rapport à la masse des praticiens, les internes ont donc des patrons, comme ils ont des collègues, quand les autres n'ont que des maîtres et des confrères.

Le mot de mandarin n'est utilisé que beaucoup plus tard. La péjoration dont il connote les patrons est étrangère aux étudiants jusque dans les années 1950, au moins.

Pour nous stagiaires agglutinés en un deuxième cercle autour de l'aréopage, la parole patronale était la révélation divine. Le sens critique ne s'éveille qu'avec l'expérience, la contestation n'était guère à la mode et le respect de la hiérarchie la règle [12].

Scènes de genre

Les grands médecins sont souvent médecins des grands. À l'hôpital, ils soignent les plus humbles et, dans leurs cabinets, les plus fastueux de leurs contemporains. Dès les origines de l'internat, les destinées inouïes de ces praticiens, parfois partis de peu, devenus riches, anoblis par Napoléon, ont de quoi faire rêver les carabins. François Girardot, second de la promotion de 1804, sera fait baron d'Empire. Sa gloire, toutefois, n'est rien en regard de celle de Corvisart :

Le patron

Pendant dix ans, il va ainsi demeurer auprès de celui qui lui a accordé sa confiance, découvrant ses faiblesses, connaissant ses pensées les plus intimes, partageant parfois ses inquiétudes. Bien que n'ayant jamais eu à soigner l'Empereur pour quelque maladie grave, il n'en devient pas moins l'homme indispensable, celui que l'on a plaisir à voir et avec lequel on aime, lorsque les circonstances le permettent, bavarder à bâtons rompus. Deux fois par semaine, Corvisart franchit le porche des Tuileries dans sa voiture aux armes impériales, revêtu de son uniforme brodé, ses décorations au côté. Introduit dans la chambre du maître, il s'assied et, après s'être enquis de sa santé, essuie le feu de ses questions. La médecine est le plus souvent au centre de ce dialogue, mais il n'est pas rare que d'autres sujets soient abordés ; l'entretien se termine presque toujours par une boutade. Après sa visite à l'Empereur, le premier médecin se rend dans les appartements de l'impératrice Joséphine qui l'honore également de sa confiance. [...] Le point culminant de sa carrière courtisane sera sans doute le jour de la naissance du roi de Rome en 1811 où, dans l'affolement général, il sera le seul à conserver la tête froide et à aider son confrère, le chirurgien accoucheur Dubois, à se sortir honorablement d'une situation difficile [13].

Ainsi, les grands patrons comptent jusqu'au Second Empire parmi les médecins attachés aux souverains et aux membres de leur famille : premier médecin ou chirurgien du roi, de l'empereur, médecin de la maison du roi, médecin accoucheur, chirurgien de telle princesse, d'un prince héritier. On ne compte plus ni les postes ni les grades. L'Empire comme la Restauration sont pléthoriques. On sourit en lisant la correspondance d'Ernest Barthez de Marmorière, un interne de 1834, devenu en 1856 médecin d'un prince impérial âgé de trois mois [14]. Le ballet des médecins consultants composant entre eux et essayant de composer avec l'impératrice, l'empereur, la nurse, la nourrice et les gouvernantes incite à s'étonner que l'héritier ait pu survivre à ses premières années.

Marqués politiquement, les plus grands médecins passent pourtant d'un régime à l'autre sans difficulté. Au faîte de sa gloire, Dupuytren, qui voit dix mille patients par an, acquiert une fortune colossale et tout à fait sans égale pour un médecin, qui lui permet d'offrir un million de francs au roi Charles X (dont il était le premier chirurgien) lorsqu'il partira en exil. Louis-Philippe arrive. Dupuytren n'en continue pas moins à exercer les mêmes responsabilités.

Même si le grand patron n'a pas délégué à ses adjoints tout l'enseignement au lit du malade, il privilégie la leçon de clinique. À l'origine, la leçon est destinée à équilibrer la formation pratique parcellaire par des exposés scientifiques plus vastes et plus structurés. Mais avec le temps, elle tend à devenir une liturgie, doublée d'un événement mondain, pas forcément très novateur. De jeunes étudiants allemands estiment, dès le début du XIXe siècle, que « les professeurs de clinique parisiens portent moins l'empreinte du savant que de l'homme du monde [15] ».

La leçon est lieu de sociabilité, au-delà du cercle médical, voire lieu de mondanités. Pour peu qu'il ait obtenu une place chez un grand patron, un jeune interne issu d'un milieu de moyenne bourgeoisie provinciale, par exemple, peut se retrouver à côtoyer, au moins un peu, les illustrations parisiennes de la politique, des arts, des lettres. Durant les leçons, mais aussi lors des soirées, dans les salons des grands médecins où ceux-ci ne dédaignent pas de faire venir, parfois, leurs élèves les mieux doués. Philippe Ricord reçoit le Tout-Paris du Second Empire. Charles Richet père tient un salon de la Belle Époque où se mêlent aviateurs, pacifistes et spirites. Jean Martin Charcot reçoit le mardi soir quai Malaquais puis boulevard Saint-Germain, drainant de brillants esprits venus de toute l'Europe.

Les œuvres sociales et caritatives sont un autre point de rencontre entre la bonne société et les grands médecins. L'exemple de la Ligue contre le cancer, créée au début des années 1920, est particulièrement édifiant : à la vice-présidence et au comité scientifique, on trouve des professeurs, académiciens et chefs de service hospitalier, au conseil d'administration, des grands banquiers, des industriels, au « comité des dames », une macédoine d'aristocrates, d'épouses de ces mêmes banquiers et industriels ou d'hommes politiques de premier plan. Ce sont les dames qui se chargent des fêtes, galas et autres ventes de charité qui assurent la collecte des fonds.

Un très grand patron se reconnaît donc à sa notoriété hors de la sphère professionnelle. Les chirurgiens semblent avoir, en particulier, une tradition de réussite sociale et mondaine. Samuel Pozzi, chirurgien gynécologique de réputation mondiale, est aussi un « homme couvert de femmes », numismate, traducteur de Darwin, sénateur. Il est peint par John Singer Sargent, le portraitiste de toute la bonne société européenne et des familles royales : *Le Docteur Samuel Pozzi chez lui*, avec son élégant collier de barbe et une somptueuse robe de chambre rouge. Son succès éclate en tous sens, jusqu'à ce qu'un patient malheureux y mette fin en assassinant le chirurgien un jour de 1918.

Les leçons sont couramment publiées, par les maîtres ou leurs élèves, devenant une sorte de genre littéraire en soi. Mais elles sont d'abord faites pour être prononcées. Elles s'articulent sur une performance de la rhétorique, de l'esprit et de la culture. Le talent du patron s'illustre dans l'art oratoire qui doit mettre en valeur les connaissances, la mémoire et les capacités d'improvisation. La médecine qui s'enseigne n'est pas seulement démonstration de savoir-faire, elle est une performance durant laquelle le public doit « entendre penser » le grand homme.

Le Pr Widal faisait sa leçon de clinique le mardi à onze heures, amphithéâtre Dieulafoy, hôpital Cochin. On venait d'avance retenir une place qu'on avait peine à trouver. Public varié : des jeunes étudiants attirés par la renommée du professeur aux médecins d'un certain âge.
Le maître parle sans notes et cela, joint à l'ordre logique du discours, à la force de l'idée, semble encore mieux montrer la haute puissance de la pensée. Avec une mimique à peine esquissée, elle s'impose et domine magistralement. L'auditoire, l'attention tendue, comme vibrante, est sous le charme, impressionné, conquis, captivé par cet art de grand style, mettant la pureté de la forme classique au service d'une valeur scientifique des plus hautes[16].

Le patron

La leçon, enfin, est un spectacle, avec son esthétique et ses surprises... bien préparées. L'interne Frédéric Monod fut un jour de 1825 privé de son traitement
par Dupuytren pour avoir refusé de lui communiquer
par avance le résultat des autopsies, ce qui lui permettait habituellement de briller en faisant passer des
résultats pour des prédictions. On connaît aussi les
réserves que finirent par soulever les démonstrations
un peu trop spectaculaires de Charcot avec ses hystériques.

En 1805, le candidat à une place d'aide à la chaire
de clinique de Corvisart a dû composer sur ses devoirs
envers la faculté, les malades et les élèves. Il donne,
sur les qualités nécessaires, une réponse évidemment
destinée à satisfaire le jury : « des mœurs pures, la
douceur du caractère, l'humanité nécessaire pour
consoler les malades [17] ».

De même que des qualités types sont attribuées
aux internes, les patrons répondent aussi à des caractéristiques stéréotypées : bonté et respect envers les
malades, savoir étendu, compétence technique, disponibilité pour les élèves. Mais nombre d'excentricités
leur semblent permises : ostentation, manies verbales
ou vestimentaires, brusquerie, distraction. Tout ce qui
construit une personnalité. Sans parler des aliénistes
qui ne se conçoivent pas sans bizarrerie, phobie du
toucher, habitude de passer sous le métro aérien avec
un parapluie ouvert... Et plus le patron est grand, plus
il lui est permis. Ou presque puisque Dupuytren, portraituré comme méprisant, jaloux et calculateur, est
surnommé le premier des chirurgiens et le dernier des
hommes.

Parmi tant d'autres, la façon dont Robert Debré

évoque ses patrons d'internat successifs illustre ces qualités obligées, ces personnalités typées :

[Jules Thiroloix] se plaisait à éblouir l'apprenti que j'étais par des déductions brillantes, des images saisissantes et aussi des saillies très drôles.

[...] Le spectacle de cet homme [Maurice Letulle] aux gestes agiles, dont le visage aux traits fins était encadré d'une barbe blanche bien taillée, appliqué à faire une autopsie à la recherche des lésions cachées qu'il découvrait et palpait avec ses belles mains nues — car il refusait de mettre des gants —, avait la beauté d'un tableau de Rembrandt. Il regardait longuement les pièces qu'il avait prélevées et les considérait en tous sens avec un regard d'artiste et prenait soin de les décrire dans un langage châtié.

[...] Son enseignement était clair, son langage précis, ses descriptions d'une rigueur impeccable, ses affirmations absolues. Il [Antoine Marfan] était exact, réservé, son allure était grave.

[...] Louis Landouzy engageait avec nous des conversations vives, familières et narquoises. Il s'efforçait de nous aider et de nous guider, tout en nous transmettant, suivant la mission qu'il s'était donnée, l'héritage respectable des maîtres du passé [18].

Au-delà de toutes les personnalités, le profil du patron garde d'un bout à l'autre de la période des traits constitutifs. Dans les années 1940, le chirurgien Henri Mondor incarne encore une tradition de virtuosité manuelle, mais aussi langagière. Sa leçon clinique demeure un exercice rhétorique autant qu'un enseignement technique. Et la formule fait l'homme.

La peinture témoigne aussi de l'image que les grands patrons offrent à la société. Des scènes de genre magnifient le grand homme au travail. L'une des premières de ces toiles date de 1824 et représente *L'Opération de la cataracte par Dupuytren en présence de Charles X à l'Hôtel-Dieu* [19]. Le chirurgien et le souverain se font face au centre du tableau. Entre eux, la miraculée. Derrière le roi, une cohorte d'officiels chamarrés et empanachés. Derrière Dupuytren, quelques religieuses infirmières, un groupe un peu indistinct de collègues en grande tenue, peut-être d'élèves. Tout à fait à l'arrière-plan, le lit qui laisse deviner la salle commune.

Vers 1850, la leçon de clinique devient le prétexte d'un portrait collectif autour du cadavre, à mi-chemin entre l'exercice inspiré de Rembrandt et l'admiration pour un groupe professionnel en pleine ascension.

Dans une toile sans doute plus célèbre encore, *La Leçon de Charcot à la Salpêtrière*, peinte en 1886, le maître, au centre du tableau, est entouré de ses principaux collaborateurs. C'est Joseph Babinski qui soutient la femme hystérique ; au premier plan, vers la gauche, on reconnaît Paul Richer, Gilles de La Tourette, Pierre Marie, Édouard Brissaud et Henri Parinaud. Au fond, à droite, dans l'embrasure d'une fenêtre est même représenté Jean-Baptiste Charcot alors au début de ses études médicales [20]. L'assistance mêle des médecins et un certain nombre d'artistes et de savants d'autres branches venus assister à la grande démonstration.

Cette dualité se retrouve dans *Le Dr Péan opérant*

à l'hôpital Saint-Louis démontrant sa découverte du pincement des vaisseaux (sic), par Gervex en 1887 : le grand médecin est toujours au centre de la toile, légèrement distant des autres protagonistes, dans une attitude qui traduit le sérieux de la concentration et l'assurance de la parole magistrale. Les médecins, assistants et internes forment une foule attentive, voire admirative. Le malade — une jeune femme un peu dénudée — donne le contrepoint passif (évanouie, morte, endormie ?) de la démonstration[21]. L'outrance ou le ridicule ne sont pas toujours loin. Toulouse-Lautrec englobera sous le titre *Le Dr Péan se parant de ses plumes de paon* l'abondance des toiles consacrées à ce chirurgien qui aime bien se faire peindre. Mais la mise en scène permet de saisir la réalité des sensibilités et des représentations.

Dans un tout autre registre, deux beaux pastels de Vuillard ont pour sujet le cardiologue Henri Vaquez à l'œuvre à l'hôpital de la Pitié en 1917[22]. Au premier plan, un électrocardiographe qui mesure le rythme cardiaque du patient alité, à peine visible. L'irruption du geste technique et de la machine introduit une nouvelle façon de représenter le médecin au travail, autrement que par l'évocation du cours magistral ou de la réflexion solitaire, géniale et inspirée. Ces toiles forment contraste, par exemple, avec le plus célèbre portrait de Louis Pasteur par Edelfelt où le savant est campé devant sa paillasse, plongé dans la contemplation profonde d'un flacon qu'il a haussé jusqu'à ses yeux.

Le patron

Comment on devient patron

Dès les débuts de l'internat sous le Premier Empire, les chefs de service sont choisis avec soin par les pouvoirs publics, parce qu'ils deviennent des enseignants, en vertu des principes de la médecine clinique. Cette remise en ordre donne naissance à une élite de patrons. D'emblée se développe une atmosphère saturée de compétition dans la sélection des patrons et de leurs successeurs, anciens internes. Le phénomène est encore accentué, si possible, par la création d'échelons intermédiaires, comme les agrégés institués en 1823. Se mettent à jouer des alliances familiales ainsi que des influences politiques qui empoisonneront le milieu hospitalo-universitaire jusqu'au milieu du XIXe siècle et que dénonceront à grands cris les libéraux.

D'emblée, les titres hospitaliers revêtent une importance plus grande que les titres universitaires. Les chaires de clinique échoient ainsi aux patrons les plus prestigieux une fois qu'ils ont conquis leurs galons. Mais on est patron dès lors que l'on accède à l'hôpital à un poste qui donne des élèves et que l'on est en mesure de siéger dans un jury. Le fait que les patrons soient des praticiens hospitaliers contribue à renforcer la prééminence de l'internat, soubassement du système. D'autant que plus on avance dans le temps, plus les patrons sont eux-mêmes tous anciens internes de Paris.

Pour accomplir cette sélection joue un subtil mélange de concours, de cooptation et de nomination. Depuis l'externat et l'internat, la logique du concours s'impose peu à peu à tous les échelons, sauf à celui, suprême, du professorat. Et en la matière, la faculté s'efforce de faire valoir la cooptation sur la nomination par les pouvoirs publics, qui ne seront plus chargés que de valider la décision des maîtres qui se choisissent un pair.

Au-dessus des chefs de service règnent, si l'on peut dire, les chefs d'école, les patrons prépondérants que, sous le Second Empire, on assimile à de grands féodaux. « Ce n'était pas une chapelle, raconte un interne des années 1920 à propos d'un grand service de clinique, c'était une cathédrale ; Dieu y trônait[23]. »

On parle très couramment de césarisme, pour faire les carrières, certes, mais aussi pour imposer des doctrines médicales. Ce qui hérisse les exclus, à commencer par les provinciaux. Du moins si l'on en croit le Dr Pierre Mauriac, frère de François, qui sera, bien plus tard, doyen de la faculté de médecine de Bordeaux.

Au XIXe siècle, ce fut Broussais ; puis Charcot, hier Bouchard, aujourd'hui Widal. Par une sorte de conspiration mystérieuse, le plus intelligent ou le plus autoritaire est hissé sur un trône d'où les arrêts tombent sans appel, et la voie est imposée à la science.

Et cette outrecuidance est contagieuse ; agrégés, chefs de clinique, internes, externes, tous en sont frappés [...].

À leur fatuité, à leur besoin de se créer une cour, une barrière s'oppose : le concours, barrière bien fragile d'ailleurs et qui, le plus souvent, ne les gêne guère[24].

Très critiqués, les grands patrons sont peut-être surtout très exposés. Cela nous vaut une page plutôt drôle de Jean Baumann, interne de la promotion de 1928, en fonction dans le service du chirurgien Robert Proust, frère de Marcel :

> Son service était un foyer de petites intrigues où seule Georgette, Mme Sans-Gêne faite surveillante générale, se reconnaissait. Il avait son étiquette propre et Mme Verdurin s'y serait trouvée aussi exposée à l'enfreindre que dans les salons de Mme de Guermantes. Les drames du palais y éclataient aisément. Malheur à l'infirmière qui ne recevait pas et ne plaçait pas chacun selon son rang, à l'interne qui se permettait d'examiner exhaustivement une jeune protégée du patron ! Proust arrivait tard, recevait longuement la cour. Il opérait rarement, mais longuement[25].

Aussi est-il commun de voir les patrons comparés, opposés deux à deux, comme Pelletan, réputé pour son élégance de parole et son savoir théorique, affronté à Dupuytren, praticien hors pair adonné à l'exercice au détriment de ses collègues ou élèves.

Un chef d'école doit pouvoir compter sur l'autorité de son statut professionnel, sur un réseau d'élèves et de collaborateurs et, si possible, sur une revue, un journal médical prêt à lui ouvrir ses colonnes pour diffuser sa pensée et son renom. Les internes sont appelés à participer aux publications, soit en faisant le travail de petite main, soit en rédigeant la plus grande partie du travail signé des deux noms, soit en assumant la paternité d'un article dont il sera bien dit d'emblée ce qu'il doit au maître.

La publication ne pose guère de problèmes à qui détient un titre hospitalier dans une presse médicale pléthorique. Elle n'en revêt pas moins une importance qui se mesure à l'épaisseur des *Titres et travaux* soigneusement mis à jour et qu'il faut présenter à chaque étape de la carrière.

Pour se constituer une école, un patron doit avoir à cœur de repérer les bons éléments et de se les attacher. Tout d'abord en éveillant leur ambition, ensuite en la favorisant. Éveiller l'ambition, c'est signaler l'opportunité des concours. Le futur très grand patron Louis Pasteur Vallery-Radot remarque un externe chez son ancien patron, Fernand Widal, à cette époque le phare de la médecine hospitalière parisienne. Il écrit alors au père du jeune homme :

> Je connais à peine votre fils mais j'ai été séduit par la façon remarquable dont il prend les observations, dont il expose les malades. Il a beaucoup de jugement, beaucoup d'ordre dans l'esprit, beaucoup de bon sens : toutes les qualités qui feront de lui un excellent médecin.
>
> Il faut absolument qu'il fasse les concours et je puis vous assurer qu'il a en lui de quoi arriver à la plus belle situation médicale[26].

Pour se constituer une équipe, les cadres et les troupes de son école, le patron doit sélectionner les meilleurs éléments et les retenir par sa valeur professionnelle, son charisme et les avantages qu'il peut dispenser. En même temps, son prestige et sa puissance sont sans cesse augmentés par ceux qui sollicitent des places.

> J'étais bien fier, raconte Robert Debré, de l'attirance exercée par un jeune patron. Dès lors

se formaient ces amitiés qui devaient durer et durèrent en effet toute une vie avec ceux qui m'avaient choisi et aussi que je me souciais fort de choisir moi-même, écartant avec soin les médiocres, les paresseux, les fats ou les flatteurs fourvoyés parmi nous. Dès ce moment, et peut-être surtout à ce moment, j'ai senti le poids des responsabilités qui pèsent sur les épaules d'un chef d'équipe, le devoir d'orienter vers la meilleure direction le travail de chacun pour le bon usage de ses qualités, le souci d'une solide formation pour tous par la critique mutuelle toujours en éveil, avec le maintien indispensable de la bonne entente... Il fallait jouer à la fois le rôle de professeur magistral, de censeur, de guide, de patron, d'aîné amical et de chef d'orchestre [27].

Les convenances, les rigidités peuvent être compensées par l'étroitesse des rapports personnels. La cohabitation quotidienne s'effectue parfois dans l'urgence ou le drame, toujours sur fond de détresse humaine, à l'hôpital. Elle se double, on l'a dit, de rapports extraprofessionnels. On ne compte plus les patrons témoins au mariage de leurs internes.

Surtout, les conseils continuent après l'internat, c'est la véritable marque du chef d'école de prolonger son influence. Robert Debré évoque les suites de ses relations avec ses anciens patrons d'internat :

Pendant bien des années, lorsque j'avais un moment de découragement, [Thiroloix] me conviait à passer la soirée avec lui et me réconfortait par sa conversation plaisante, primesautière, animée par notre goût commun pour les problèmes de la pathologie.

Les internes des hôpitaux de Paris

[...] Me gardant son estime et sa sympathie, [Marfan] me recevait plus tard, assez souvent le dimanche après-midi, dans son appartement de la rue de La Boétie où, avec intérêt, il m'écoutait faire le récit des recherches que je poursuivais [28].

On se doute de l'émulation qui règne entre les élèves d'un même patron. Émulation ou rivalité, comme le dit la chanson de salle de garde :

Un si beau sort est bien digne, je pense
De vous créer de dangereux rivaux.
Lancez-vous donc sur ce champ de victoire,
Preux combattants, éreintez vos amis
Oui, plus d'amis ! Mais vous aurez la gloire.
Qu'on est heureux d'être interne à Paris.

La compétition pour les faveurs du patron est donc ardente, créant une atmosphère d'adulation qui peut choquer ou faire sourire. « Mon vieux, déclare Lucien de Gennes, interne en 1920, tu peux fouiller la littérature médicale, tu ne trouveras pas une seule observation d'accident grave à la suite d'un coup d'encensoir [29]. »

Mais la rivalité, elle, fait des victimes, au jour où le patron, faute de places en nombre suffisant, doit faire un choix.

En toute occasion, le patron agit pour aider ses élèves préférés et pas seulement en étant un puissant protecteur. Rayer a été tour à tour médecin de Louis-Philippe, de Napoléon III, du duc de Morny et de la princesse Mathilde. Patron de Charcot, il le décharge de tout souci matériel en lui procurant, dès son installation en fin d'internat, des clients fortunés, comme le banquier Fould.

Le Pr Claude Laroche, qui fut interne à la fin des années 1930, témoigne d'un état d'esprit et de fait qui caractérise toute l'histoire de l'internat englobé dans un système paternaliste, voire familial :

> C'était du compagnonnage et c'est un compagnonnage qui durait ensuite car on faisait partie de ce qu'on appelait les maisons. Il y avait une solidarité considérable à l'intérieur des services, non seulement au moment où on y était mais encore des années plus tard[30].

L'école, en effet, ne doit pas s'entendre comme le lieu de découverte, de mise en œuvre et de promotion d'une doctrine médicale. Elle est plus sûrement comme on dit dans l'internat la « boîte » ou la « maison », le pôle de formation et le lieu symbolique d'une solidarité durable entre le patron et ses élèves et entre les élèves des différentes générations.

Le chef d'école justifie bien sûr sa position et assoit son pouvoir en étant capable de placer les siens. Jean Nicolas Corvisart n'a, par exemple, jamais d'éloge assez dithyrambique pour recommander ses anciens élèves en vue d'une place ou d'un poste. Qui s'aviserait, pourtant, de refuser quoi que ce soit à celui dont la fonction fait une sorte de ministre de la Santé ?

Les années passant, un patron dispose d'un vivier d'anciens élèves arrivés à leur tour et qui continuent à favoriser les poulains de leur maison d'origine. Un patron vieillissant garde son pouvoir d'attraction si ses successeurs paraissent disposés à hériter de ses obligations comme de ses loyautés. Jean Baumann, interne

Les internes des hôpitaux de Paris

de 1928, confie, lors de sa leçon inaugurale, ce qu'il doit « à M. Pasteur Vallery-Radot qui m'a porté, avec son appui, celui de la phalange de mes maîtres de l'école Widal[31] ».

De même que les biographies des anciens internes s'accompagnent de l'énumération de leurs maîtres, celle de chacun des plus grands patrons se clôt par l'évocation de ses élèves les plus prestigieux. On estime ainsi que, lors de la création de l'Académie de médecine, en 1821, les trois quarts de ses membres sont d'anciens disciples de Corvisart (qui, au même moment, vit appauvri et malade dans une petite maison parisienne). Dans ses souvenirs, Antonin Gosset, chirurgien de premier plan dans les années 1930 et 1940, égrène ainsi le nom de trente-sept chirurgiens des hôpitaux de Paris qui furent ses disciples. Pasteur Vallery-Radot, qui sait de quoi il parle, se charge de l'hommage à André Lemierre en précisant que trente-cinq de ses anciens élèves sont devenus médecins des hôpitaux de Paris. Lemierre, d'ailleurs, se conformant au modèle de son propre patron, Fernand Widal, est connu pour considérer qu'il doit aide et assistance à ses élèves leur vie durant :

Nulle part autant qu'en médecine, déclare-t-il, la personnalité du maître ne marque son empreinte sur le disciple. Nulle part ailleurs, on ne trouve ce contact intime, cette collaboration confiante, cette mutuelle ardeur pour apprendre et pour enseigner, cette stimulation morale que crée, dans la salle d'hôpital, l'obligation de résoudre chaque jour de nouveaux problèmes dont dépendent le soulagement et la vie de nos semblables[32].

Le patron

On sera peut-être étonné en apprenant que Fernand Widal, qui règne à proprement parler sur la médecine hospitalière parisienne dans les années 1910 et 1920, s'implique tellement dans la carrière de ses élèves qu'il souffre d'insomnie quand l'un d'entre eux doit passer un concours.

Ce n'est pourtant pas une pose. La lutte d'influence des concours donne l'occasion au grand patron de savoir où il en est. Lemierre, encore, dit de Widal que « dans les concours des hôpitaux et d'agrégation, dans les élections de professeurs de la faculté, il a toujours dit ce qu'il voulait et l'a obtenu[33] ». On ne saurait dire plus carrément les choses en restant élégant.

Sachant la solidarité qui perdure entre les anciens d'une maison, la quantité devient un atout formidable lors du tirage au sort des jurys. Un interne des années 1950 juge au contraire l'un de ses chefs de service « trop gentil et peu armé pour imposer la promotion de ses élèves dans un milieu où la compétition était sévère et les places rares[34] ». Celui-ci ne saurait être un patron dans la pleine acception du terme.

La prééminence nécessite souvent un verrouillage de la position tel que s'y applique Adolphe Pinard, le plus célèbre accoucheur de la Belle Époque. Son gendre lui succède à la chaire d'obstétrique de la faculté, puis deux de ses élèves plus jeunes accèdent au professorat. Dans le même temps, il crée l'École de puériculture dont il confie la direction effective à un autre élève pour lequel il obtient du Parlement, dont il est membre, la création d'une chaire et qui le remplace à sa mort[35]. À partir des années 1920, l'obstétrique parisienne est trustée par cette maison dont les anciens peuplent les services hospitaliers et forment externes et internes, et dont le lieu géométrique reste la maternité

Baudelocque. Quoi qu'il faille en penser par ailleurs, la cohérence de cette maison servira un temps de protection à ses membres juifs atteints par la législation d'exclusion de Vichy. Là se trouve illustrée la notion de « patron patrimonial » définie par Pierre Bourdieu[36]. De par leur autorité scientifique et statutaire, ces patrons contrôlent un secteur dont ils répartissent le bénéfice entre des fidèles qu'ils ont largement sélectionnés et formés. L'analogie est, en l'occurrence, renforcée par une transmission familiale de cette fidélité et de cette solidarité.

On voit logiquement bien des anciens internes faire toute leur carrière aux côtés de leur patron ou, du moins, grâce à lui. « Je lui dois l'agrégation, ma chaire de clinique chirurgicale et sans doute aussi d'appartenir à votre compagnie », énonce à la tribune de l'Académie de médecine un ancien interne de 1934 qui fait l'éloge de son patron quarante ans plus tard[37]. Un collègue de 1914 a passé son année supplémentaire de médaille d'or d'internat chez un professeur de clinique des maladies mentales de la Salpêtrière. Sans interruption, il reste près de lui pour être tour à tour son chef de clinique, son assistant, son agrégé, et finit par lui succéder.

L'affection qui peut se nouer entre un interne bien doué et son maître favorise sa carrière ultérieure. Elle perdure donc, ainsi que perdure la sujétion. Un interne de 1929 est nommé exceptionnellement tôt agrégé. Il n'a que trente et un ans. Il doit une part de ce précoce succès à l'influence de son patron qui est alors la sommité absolue en médecine, dotée d'une puissante et nombreuse école. Il honore cet élève particulièrement apprécié en lui offrant sa propre robe d'agrégé. Mais la différence de taille est telle que le nouvel agrégé est ridicule avec une robe qui lui atteint les genoux. Il la porte pourtant sans sourciller. Vingt-cinq ans plus tard, lorsque le maître recevra l'élève à l'Académie française, il le félicitera encore de cette déférence[38].

Jean Delay, puisque c'est de lui qu'il s'agit, venait d'illustrer magnifiquement l'adage de l'internat : « Avoir des patrons, avoir un patron, être un patron. »

Chapitre V

Au travail

Grâce à la présentation faite par un interne de 1812, François Poumiès de La Siboutie, nous connaissons ce qu'ont été d'emblée, et resteront, les fonctions de l'interne : « Il voit les malades à leur arrivée, rend compte de leur état, exécute les pansements ordinaires, recueille et rédige les observations les plus intéressantes, fait la visite du soir. C'est une extrême source d'instruction [1]. »

L'habit fait l'interne

Comme on l'a déjà fait remarquer, on peut repérer l'interne dans un service hospitalier à sa tenue : le tablier, la calotte, la capote, toutes pièces vestimentaires sans élégance ni beauté mais qui sont chères entre toutes comme apanages de la fonction. Aussi un interne des années 1930 se moque-t-il avec attendrissement de ce « droit de se draper dans une capote de ratine bleue, de recouvrir sa tête d'un grand décimètre carré de toile en forme de calotte et de faire graver des cartes avec interne des hôpitaux, tels sont les premiers avantages indiscutables [2] ».

Mais si ce principe de singularité reste intangible, la mode en a tout de même fait varier les attributs.

Une lithographie, montrant Laennec à l'hôpital Necker en train d'ausculter un phtisique, présente, dès le début du XIXe siècle, les motifs que nous remarquerons sans désemparer pendant cent ans : les médecins en habit près d'un haut lit, ici de bois, parfois de métal, dont sont ouverts les vastes rideaux de toile de coton écrue. Parmi les médecins, seuls les internes portent un tablier de coton blanc sur le devant de leurs vêtements. Tablier plus ou moins long, noué à la taille, ou épinglé au gilet, selon la mode.

À la fin des années 1830, Daumier dessine une suite illustrant les aventures et méfaits de Robert Macaire, personnification de l'aigrefin. Dans *Clinique du Dr Macaire*, on voit une petite troupe d'étudiants au pied d'un lit haut, clos de rideaux. Les étudiants sont de petits jeunes gens aux cheveux coiffés en page, portant pantalon étroit et courte redingote pincée sur laquelle est noué un tablier blanc descendant aux genoux. Un dessin, cette fois aux vertus pédagogiques, montre en 1850 environ une scène assez similaire. Autour du lit, écoutant un professeur de clinique, au moins une vingtaine de jeunes messieurs. Le pantalon est à peine moins collant, la redingote, plus bouffante, est aussi plus longue. Certains portent une tablette et un crayon, d'autres ont encore leur haut-de-forme à la main. Ce ne sont pas des internes, mais des stagiaires. Le professeur, lui-même en redingote, haut cravaté, n'a pas quitté sa lourde cape.

Quinze ans plus tard, l'esquisse d'un projet de médaille commémorant la visite de Napoléon III à l'Hôtel-Dieu pendant une épidémie de choléra laisse percevoir une évolution. Le tablier blanc, épinglé au premier bouton de la redingote, descend sous le genou, couvrant plus nettement le devant des vêtements. L'hygiène progresse.

Une photographie de groupe prise un peu plus tard montre des internes aux cheveux coiffés au carré, avec une raie de côté. Une fine moustache, parfois un collier de barbe. Le costume est sombre, une redingote dont émerge un col montant noué d'une cravate noire. Un long tablier, passablement chiffonné, entoure la taille, un peu de guingois. Un coin est parfois remonté sur le gilet.

La modernisation du costume s'affirme un peu dans la très célèbre *Leçon de Charcot à la Salpêtrière*. Si le maître, les visiteurs extérieurs et certains assistants sont en costume de ville, on remarque, à gauche de la toile, au premier plan, deux ou trois jeunes gens portant sur un veston haut croisé un long tablier blanc et, pour au moins l'un d'entre eux, une calotte de ratine ou de velours noir. Ce sont les internes.

L'évolution est éclatante dans une autre toile souvent reproduite dans les ouvrages d'histoire de la médecine, *Le Tubage d'un diphtérique* de Chicatot, qui date de 1895. Nous sommes ici dans un service de Trousseau, hôpital pour enfants. Tous les médecins représentés, du chef de service à l'externe, ont passé sur leur veston, une blouse de toile bise fermée au col et allant aux genoux. À la taille, ils ont noué un long tablier de coton blanc qui descend jusqu'aux chevilles. L'un est en outre coiffé de la calotte noire. De fait, au tournant du siècle, la bataille de l'hygiène est presque gagnée. La blouse et le tablier, fréquemment changés, protègent à la fois le médecin et ses patients.

Tout cela n'empêche pas toujours le pittoresque. Une toile, peinte par un médecin, le montre effectuant, vers 1907, ses premiers essais de radiothérapie sur une patiente cancéreuse. Portant bien blouse et tablier, le médecin n'en demeure pas moins coiffé de son haut-de-forme !

À partir des années 1920, la base de la tenue devient la même de l'externe au professeur de clinique. Une blouse, appelée l'expert (fournie propre mais non repassée par la lingerie de l'Assistance publique), et un long tablier noué devant. À la grande joie des salles de garde, les boutons cousus sont, en 1932, remplacés par les « yoyos », petites bobines passées dans deux boutonnières superposées. L'Assistance publique, dans un souci louable d'économie, a voulu remédier à l'inflation des travaux de couture imposés par la perte des boutons, en particulier lors des fréquents lavages des blouses. Évidemment, le yoyo se perd aisément mais n'est renouvelé que moyennant finance. Aussi certains l'ont-ils exclu au profit de disgracieuses épingles de nourrice. Mais d'autres les portent bel et bien et se les subtilisent les uns aux autres dans une joyeuse pagaille.

Bien sûr, par l'échancrure de la blouse, on distingue col et cravate et, en bas, pantalon et chaussures de ville. L'interne arbore en plus une calotte de toile blanche et, distinction suprême, une sorte de pardessus le plus souvent simplement jeté sur les épaules, avec lequel il parcourt l'hôpital. Le chic ferait presque oublier l'utilité de ce vêtement qui protège l'interne, en particulier les nuits de garde, lorsqu'il doit passer d'un bâtiment à l'autre dans les hôpitaux dont certains sont de véritables petites villes. Ou à l'intérieur même des établissements, difficiles à chauffer. Un rapport de

Au travail

1838 indique qu'on a relevé dans des salles de l'Hôtel-Dieu, durant l'hiver, une température de cinq degrés[3] ! Cette capote offre enfin l'avantage de pouvoir être mise en chanson :

> Ils ont des calottes, ils ont des capotes.
> Ça leur sert énormément, vous saisissez
> [comment.

Les photographies des années 1920 montrent des jeunes gens portant col à coins cassés et guêtres et qui, malgré leur gaieté, semblent à nos yeux vieillis par leur mise stricte. Il faut attendre les années 1930 pour voir un peu plus de décontraction. Les manches de la blouse sont parfois repliées au-dessus du coude. Le tablier remonte vers le genou. La cravate devient moins systématique. Quoiqu'un étudiant des années 1950 confie :

> Le port de la cravate était pratiquement obligatoire puisque c'était une marque de respect dû aux malades ; après tout, si la qualité de la médecine passait par les apparences du costume, je ne pouvais guère me soustraire à ces petites règles maniaques[4].

Pour être complet, il faudrait ajouter à ce portrait la pipe et, à partir de la fin du XIXᵉ siècle, la cigarette. L'habitude est étudiante et, dans le cas des carabins, se justifie par le dérivatif que l'odeur du tabac apportait aux pestilences de la dissection. L'interne est donc souvent fumeur et ne voit aucun inconvénient à être représenté avec sa bouffarde ou son mégot aux lèvres dès lors qu'il n'est pas en présence de malades. Dans le même ordre d'idées, l'alcool a très bonne presse à l'hôpital. Le vin est compté dans les rations journalières des malades, des infirmières et des internes. En cas d'épidémie, s'il faut fortifier le personnel médical, on lui adjuge un supplément de vin ou de thé au rhum.

L'hôpital

Les internes travaillent à l'hôpital et ils y vivent. Ils ne le découvrent certes pas en commençant leur internat. Comme étudiants, comme externes, ils ont eu le temps de s'accoutumer à l'incroyable dureté de ce lieu, écho amplifié des misères de la capitale. D'innombrables ouvrages ont été écrits sur le sujet. Mais il est bon que le lecteur puisse se représenter la réalité de ce lieu, si éloigné de ce que nous connaissons aujourd'hui sous le nom d'hôpital. Car l'hôpital est à l'origine moins un lieu de soins qu'un refuge pour le stade ultime de la détresse et de la pauvreté.

En 1785, le Dr Jacques Tenon a été chargé par le roi Louis XVI d'enquêter sur l'Hôtel-Dieu. Il en naît un *Mémoire sur les hôpitaux de Paris* dont la lecture bouleverse les contemporains et passionne des générations d'historiens par sa terrifiante description des hôpitaux de l'Ancien Régime. Les lits communs (quand lits il y a), le dénuement, le bruit et, plus encore peut-être, la puanteur infecte qui prend à la gorge. Telle salle de malades est qualifiée de « sentine », certains visiteurs, d'ailleurs, s'évanouissent, submergés par l'écœurement [5]. D'Alembert a écrit de l'Hôtel-Dieu dans l'*Encyclopédie* qu'il est un « gouffre effrayant où se perdent chaque année les vies des malades avec les aumônes des particuliers ».

Au travail

Une réforme s'impose, bientôt relayée mais aussi compliquée par la Révolution qui, en dessaisissant l'Église des établissements hospitaliers, les prive un temps de moyens financiers. Dans le droit fil de la Déclaration des droits de l'homme, la Convention impose le lit individuel (et la tombe individuelle). À l'heure de la réorganisation napoléonienne, l'état des hôpitaux est passé au crible et, si possible, amélioré. Dans un rapport de 1814 au conseil général des hospices, un tableau encourageant est dressé. Les malades sont — en principe — couchés seuls dans leur lit. Entre deux lits, une distance de trois à six mètres est respectée. On s'efforce de fournir le linge en quantité suffisante pour qu'il soit régulièrement changé et lavé. Depuis 1808 sont utilisées des alèses taillées dans de la toile gommée imperméable qui remplacent les litières de paille, nids à vermine. À la Charité, les peintures murales ont été lessivées, ce qui n'avait pas été fait depuis trente ans. Un peu partout, on a nettoyé les vitres. Mais, en dépit des efforts, le bâtiment central de l'Hôtel-Dieu, par exemple, reste — et restera — hideux de saleté et de délabrement.

À l'Hôtel-Dieu, justement, les fous et les accouchées ont été transférés[6]. On a dorénavant choisi de trier les pathologies pour éviter les cohabitations trop pénibles et les contagions trop stupides. Dans un mémoire au conseil municipal, Frochot (l'un des promoteurs de l'internat) dénonce « une confusion fatigante dans plusieurs hospices, un encombrement funeste et révoltant dans d'autres puisqu'on y mélange tous les maux qui affligent l'espèce humaine[7] ». Quelques années plus tard, le ministre de l'Intérieur accorde aux professeurs le droit de choisir quelles catégories de malades ils veulent présenter dans leur service pour l'édification des étudiants. De nouveaux transferts d'hôpital à hôpital se déroulent donc de 1824 à 1840.

Une reconstitution, installée au musée de l'Assistance publique à Paris, donne une vision épurée, parce que propre et silencieuse, d'une salle de malades des premières années de la Restauration. On remarque les larges et courts lits à châlits de métal noir, portant de vastes rideaux de toile de coton écrue. Le sommier et le matelas sont hauts, évitant aux soignants de devoir se baisser pour toucher le patient. Au mur, un crucifix. Au centre de la pièce, une longue table de bois porte des ustensiles d'étain, de cuivre et de laiton. Le long d'un mur, une fontaine avec couvercle et un grand brasero de terre cuite.

Voici le terrain sur lequel les internes entrent dans l'histoire. Les salles communes où deux rangées de lits se font face de part et d'autre d'une travée interrompue par un poêle. Entre les lits, un rideau, une table de chevet, mais bien aussi souvent les brancards rajoutés en surnombre. On manque d'air. Les odeurs viciées restent aussi fortes, ainsi que le bruit. Il faut attendre la fin des années 1820 pour que des désinfectants efficaces viennent à bout de cette « pourriture d'hôpital » qui prend à la gorge. Dans le même temps, on installe des guérites-urinoirs à l'usage des patients, des médecins et des visiteurs, pour éviter qu'ils ne se soulagent n'importe où, et on limite dorénavant les heures de visite pour procurer un peu de calme aux hospitalisés.

En 1860, les frères Goncourt visitant la Charité remarquent que « la salle aérée n'a plus d'odeur, mais seulement une sorte de chaleur humide, la tiédeur d'une chambre où il y a un bain ». L'hôpital se fait rude école de propreté et d'hygiène, sous la férule enthousiaste des médecins. En 1872, encore, un interne confie à Jules de Goncourt que, « pour les malades misérables, le bain, la chemise blanche, les draps propres, le seul passage de la saleté à la propreté amenait une amélioration médicalement constatée [8] ».

Un interne de 1882 laisse un tableau pourtant moins satisfaisant de ses débuts dans les hôpitaux :

Dans les salles toujours encombrées, les lits s'entouraient de rideaux poussiéreux. Le chauffage, souvent insuffisant, répandait dans les salles la fumée des poêles. Les malades ne recevaient que des aliments refroidis, après le long et lent trajet des cuisines aux salles.

Le cataplasme cuit et recuit en permanence dans les offices exhalait partout son odeur écœurante. Ignorant les microbes, médecins et chirurgiens, sages-femmes et gens de service semaient eux-mêmes la maladie et la mort.

La salle d'autopsie voisinait parfois avec la salle d'opération. Les services d'accouchement, confiés indifféremment à des médecins et à des chirurgiens, étaient souvent fermés pour cause d'infection puerpérale. La charpie et le cérat [mélange de cire et d'huile incorporant les médicaments], maniés sans précaution contre les souillures, étaient le pansement usuel.

Scarlatineux et rougeoleux étaient soignés dans la salle commune et nombreux étaient les enfants qui, entrés pour une simple rougeole, mouraient d'une diphtérie contractée de leurs voisins de lit [9].

Les internes des hôpitaux de Paris

À la fin des années 1940, l'état d'un grand service de clinique médicale de la Pitié saisit encore les visiteurs.

Le service du Pr Lian comportait quatre immenses salles communes d'une trentaine de lits chacune, plus quelques boxes vitrés. Deux salles pour les hommes et deux pour les femmes. La première impression était un pénible sentiment de promiscuité, un mélange oppressant de patients de tous âges, de toutes conditions sociales, et, surtout, une odeur de sueur, de relents corporels aux effluves indescriptibles. [...] À Laennec ou à Saint-Louis, on utilisait encore d'énormes poêles et des boulets de charbon entassés dans des caisses qui occupaient l'allée centrale de chaque côté du plan de travail où les infirmières disposaient leur matériel [10].

Dans sa description, cet ancien interne ne force pas le trait. Une photo prise à Saint-Louis à cette époque montre effectivement trois poêles intercalés entre les plans de travail séparant les deux rangées de lits d'une salle commune qui en compte peut-être une cinquantaine. On sait d'ailleurs que les Américains qui arrivèrent dans les hôpitaux de Paris à la Libération ne furent pas modérément surpris par l'étrange vétusté des lieux qu'ils parcouraient et qu'ils étaient alors plus saisis par le souffle de l'histoire que par celui de la modernité. « C'est très sale ici, commenta l'un d'eux en parcourant l'hôpital Necker. — Certes, répondit le médecin français qui l'accompagnait, mais cette poussière était déjà dans les rainures des marches du temps que Laennec grimpait cet escalier... »

Au travail

Encore dans un livre publié dans les années 1940 par un interne de 1931, l'hôpital est défini comme le havre des miséreux et le lieu de l'enseignement, mais beaucoup plus accessoirement comme un lieu de soins et pas du tout comme celui de la recherche [11]. Pourtant, au long de ce siècle et demi, l'hôpital est aussi devenu le centre du progrès médical. Les médecins eux-mêmes changent d'attitude vis-à-vis de l'hôpital qui se déconfessionnalise et se professionnalise. Les internes, en assurant une présence médicale constante, sont l'un des signes les plus manifestes que l'on est en train de substituer le traitement à la charité.

D'où une différence qui se précise entre les hôpitaux, véritables établissements de soins, et les hospices, qui accueillent les enfants abandonnés, les invalides, les fous, les incurables ou les vieillards, sous simple surveillance médicale. Les médecins, et donc les internes, y seront alors beaucoup moins nombreux. Sous le Premier Empire, on compte ainsi six membres du personnel médical pour cent quarante lits à l'hôpital Saint-Antoine, mais un médecin et un interne pour les quatre cent cinquante lits de l'hospice des Incurables (futur hôpital Laennec) et onze médecins et internes pour cinq mille lits à l'hospice de la Salpêtrière. Cinquante ans plus tard, ils seront trente pour bien plus de lits. Entre-temps, le Dr Ulysse Trélat a pris en charge un service de cinq cents femmes incurables dont il s'occupe avec la seule aide d'un interne et de cinq filles de service. Parmi ses patientes, des épileptiques, des gâteuses, des incontinentes, des faibles d'esprit... En une année, elles ne sont que sept à avoir pu quitter l'hospice. Trélat a institué le classement des malades autant que le permettent les locaux (des dortoirs mansardés de soixante à cent dix lits), a fait remplacer la vaisselle de bois par de la vaisselle en étain ou en faïence, plus facile à laver, et a essayé de distraire le terrible isolement de ses pensionnaires par des exercices de chant. « Chargé d'un service médical important par le nombre de personnes confiées à ma responsabilité et par l'excès de malheur qui les accable, je me suis senti plusieurs fois découragé en face de tant de misères [12]. »

Diverses œuvres picturales postérieures continuent à montrer une réalité aussi navrante : de longues salles aux lits-baquets de bois qui contiennent tous les biens des déments désœuvrés vêtus de simples chemises à coulisse et d'une petite coiffe de coton. Entre les deux interminables rangées de lits, une travée, dotée à une extrémité d'un poêle et sur toute sa longueur d'une rigole d'écoulement. Ici et là gisent absurdement des objets abandonnés ou lancés [13]. Dans les hospices, sous l'Empire, les denrées sont distribuées en une seule fois en début de journée. Chaque pensionnaire fait sa petite cuisine dans les dortoirs, au prix du danger d'incendie, de la saleté et de l'odeur, avec l'attirail d'un pauvre ménage.

Les valides, au contraire, doivent quitter le dortoir dès leur lit fait et l'appel achevé. Elles travailleront dans les ateliers-réfectoires, s'arrêtant pour les trois repas quotidiens. Le lever est à six heures en été, sept en hiver. Le coucher à vingt ou vingt et une heures.

Les hospices recueillent donc des malades chroniques, des vieillards, des pauvres parvenus à la dernière extrémité de la misère ou de l'abandon. Cela ne veut pas dire que leur survie ne se prolonge pas longtemps. La veuve Simon, qui fut avec son mari la gardienne du petit Louis XVII au Temple, vit ainsi à l'hospice des Incurables à partir de 1796 et y meurt en

Au travail

1819 ! Sous le Second Empire, on commence de plus en plus sérieusement à se poser des questions sur le coût et la vocation des établissements hospitaliers. Et on s'oriente plus nettement vers les soins en délaissant cet hébergement qui n'en finit pas.

À côté de cela sont apparus des hôpitaux « spécialisés ». Créé en 1802, l'hôpital des Enfants (plus tard les Enfants-Malades) est le premier établissement pédiatrique en Europe. Il faut le distinguer de l'hospice des Enfants-Trouvés (plus tard les Enfants-Assistés) qui assure la transition entre le recueil de l'enfant abandonné et sa mise en nourrice. Transition très problématique puisqu'en 1802 plus d'un tiers des enfants reçus meurent avant d'avoir quitté l'hospice. « L'exposition des enfants les prive d'une famille, note un médecin. Si du moins ils étaient conservés à l'État, à la vie [14] ! » Un rapport de 1833 décrit précisément les « meneuses » chargées d'acheminer les bébés jusqu'à la province de leurs nourrices comme des femmes « dures et peu soigneuses. Il leur importe fort peu que les enfants meurent ou vivent après leur arrivée ; qu'elles aient le temps de clore leur marché, c'est tout ce qu'elles désirent [15] ». En 1869, plus de la moitié de ces nourrissons, devenus les « gosses de l'Assistance », meurent la première année, contre dix-neuf pour cent des enfants élevés dans leur propre famille. Le tour, qui permet l'abandon clandestin des enfants, reste en fonctionnement à la porte de l'hospice jusqu'en 1884.

La surmortalité des catégories les plus fragiles demeure l'un des problèmes principaux des hôpitaux qui, réservés aux plus pauvres, représentent de ce fait le repoussoir absolu, l'emblème de la déchéance et de la misère. Les statistiques de mortalité dans les hôpitaux pour la première moitié du XIXe siècle donnent un mort pour cinq hospitalisés en 1805, un pour onze en 1850.

Dans *L'Assommoir*, Zola met dans la bouche de la blanchisseuse Gervaise, après l'accident de son mari, ouvrier zingueur, des supplications éperdues pour qu'on le mène chez elle plutôt qu'à l'hôpital. « "Non, non, pas à l'hôpital... ! Nous demeurons rue Neuve-de-la-Goutte-d'Or." On eut beau lui expliquer que la maladie lui coûterait très cher, si elle prenait son mari chez elle. Elle répétait avec entêtement : "Rue Neuve-de-la-Goutte-d'Or, je montrerai la porte. Qu'est-ce que ça vous fait ? J'ai de l'argent... C'est mon mari, n'est-ce pas ? Il est à moi, je le veux." »

Sous le Second Empire, le directeur de l'administration centrale de l'Assistance publique pose en termes très nets le cas de conscience représenté par la pratique des accouchements à l'hôpital, à cause de la multiplication des fièvres puerpérales. « Ces dangers sont si graves, si difficiles à prévenir qu'il y aurait lieu de supprimer les services d'obstétrique dans tous les établissements hospitaliers si un grand nombre de femmes enceintes ne pouvaient faire leurs couches ailleurs, telles que les domestiques, les ouvrières non mariées ou les femmes dont l'intérieur est dénué de toutes ressources [16]. » Et ces propos sont tenus alors qu'existent non seulement des services d'obstétrique dans différents hôpitaux, mais encore des établissements spécialisés comme la Maternité.

L'hôpital reste l'un des déversoirs de la misère ou de l'abjection. On peut lire dans un texte satirique, *Le Philanthrope au bagne de Brest*, un amalgame qui n'a rien d'étonnant pour les contemporains :

Au travail

Un philanthrope ne connaît ni le dégoût ni la terreur. Moi qui vous parle, j'ai visité tous les hôpitaux de France, je suis descendu dans tous les cachots, j'ai parcouru toutes les maisons de détention, depuis Bicêtre et les Madelonnettes jusqu'aux moindres greniers où les gendarmes renferment les vagabonds [17].

En 1815, il y a onze établissements hospitaliers à Paris qui utilisent les services d'environ cinquante internes. Près de cent cinquante ans plus tard, ce seront vingt-quatre hôpitaux et quatre hospices qui dépendront de l'Assistance publique et accueilleront près de six cents internes. Ils totalisent alors près de vingt mille lits.

À l'origine, les bâtiments utilisés pour les hôpitaux ont été, bien souvent, construits pour un tout autre usage. Necker, Saint-Antoine ou la Maternité de Port-Royal sont d'anciens couvents. Les hospices sont souvent d'anciennes maisons de force ou prisons. Les internes se font un plaisir, à la Salpêtrière, de terroriser leurs invités en leur montrant les cachots les plus effrayants ou les plus fameux. À Bicêtre, comble de l'horreur ou du pittoresque, sont juxtaposés jusqu'en 1836 l'hospice et la prison. On y assiste encore au départ de la chaîne des forçats pour les bagnes de Brest ou de Toulon. Des exécutions capitales s'y déroulent jusqu'en 1825. C'est d'ailleurs là que fut faite, par son inventeur, la première démonstration de la guillotine. *A posteriori*, les internes s'amusent prodigieusement de tout cela, mangeant à la belle saison dans la cour attenante à la salle de garde, dite cour des fers. On dit même pouvoir faire parler un vieux jardinier qui aurait vu le marquis de Sade lors de sa détention de 1803 (de moins d'un mois). L'ancienne supérieure de la Salpê-trière ne se fait pas prier pour raconter aux internes de l'Empire qu'elle a connu la comtesse de La Motte, l'aventurière de l'affaire du Collier de la reine.

Ce siècle et demi est donc marqué par un effort continu pour adapter les locaux à leur usage hospitalier, tout en suppléant au défaut chronique de lits. En suivant, pour ce faire, des plans qui varient en fonction des progrès de l'hygiène et des techniques de construction. D'impressionnants ensembles architecturaux sortent de terre, tel Lariboisière, le « Versailles de la misère ». La vogue est aussi aux petits pavillons, censés prévenir la contagion et mis en œuvre par exemple à l'hôpital Claude-Bernard (à Aubervilliers), réservé aux maladies infectieuses, et dans les nouveaux hôpitaux pour enfants, Trousseau, Bretonneau et Hérold. Sur les photos, on se croirait en présence de chalets de station balnéaire, avec leur porche et leurs décors de bois découpé. Puis on passe aux buildings, comme le nouvel hôpital Beaujon, bâti à Clichy en 1936, un haut immeuble doté d'ascenseurs ! En attendant, l'ancien Beaujon, voué à la destruction, avait connu un total défaut d'entretien : bâtiments noirs de crasse, planchers vermoulus, rats courant jusque dans les salles communes.

Ainsi voit-on coexister les chantiers considérables et les abris de fortune. Encore dans les années 1920, raconte un ancien interne, « l'hôpital Andral, comme son homologue le Bastion 29, logeait, dans un ancien corps de garde des fortifications nord de Paris, deux services de médecine délabrés, encombrés de malades misérables, surtout pulmonaires, surtout tuberculeux, toussant et crachant[18] ». De même, l'hôpital Broussais abrite durant plus de cinquante ans des malades dans des baraquements de bois construits à l'occasion de l'épidémie de choléra de 1883.

L'Hôtel-Dieu, au cœur de Paris, est perçu pendant longtemps comme une monstrueuse et encombrante survivance du passé, inadaptée par sa forme et son emplacement en plein centre-ville. D'autant plus lorsque, par les fenêtres donnant sur la Seine, on déverse directement les pansements souillés dans le fleuve ! Il faudra bien des discussions pour que les autorités se décident à reconstruire un nouvel Hôtel-Dieu sur l'emplacement de l'ancien, sous le Second Empire. Ce qui préserve l'enracinement originel et central de l'internat.

En dépit des efforts, l'amélioration est lente, avec des poches résiduelles d'abandon et de misère, comme les baraquements réservés aux tuberculeux à Bicêtre juste après la Première Guerre mondiale. Ces bâtiments, mal tenus, sont infestés de rats, jour et nuit. Surtout, la mortalité est lourde et les médecins sont impuissants à dispenser autre chose qu'un peu de réconfort moral.

Après la Première Guerre mondiale, justement, un vent de création souffle sur l'Assistance publique, qui multiplie les ouvertures de laboratoires, de services de radiographie ou d'électrothérapie. En 1913, il y avait cent soixante-dix chefs de service et quatre-vingts médecins, plus environ trois cent cinquante internes en fonction pour près de vingt-cinq mille lits répartis dans cinq hospices et vingt-six hôpitaux. En 1939, il y a deux cent trente-quatre chefs de service, cent trente-cinq médecins et cinq cent trente internes en fonction pour trente mille lits. Les établissements sont de taille très variable. Saint-Louis compte mille trois cents lits, Lariboisière mille, mais Andral cent soixante-dix et

Bichat deux cents. Les maternités Baudelocque et Tarnier restent de petits établissements, la Maternité n'est guère plus vaste. Les hospices demeurent dans l'ensemble les plus gros établissements, regroupant quarante-sept pour cent des lits, mais seulement douze pour cent du personnel médical. En 1921 a été décidée la suppression des services d'aliénés (et de leur corps médical spécialisé d'aliénistes), mais la disparition effective se fera sur plusieurs années. Ainsi sonne le glas de l'école de la Salpêtrière, symbolisée par Charcot.

Lente, lente révolution. À la fin des années 1940, nous raconte le Pr Christian Cabrol, l'hospice d'Ivry est encore à la campagne. Il ne compte que quelques pavillons bas abritant des salles communes au plancher dégageant une légère, mais tenace odeur d'urine. Bicêtre n'a certes rien à envier à cette ambiance bucolique, si l'on en croit Maurice Deparis, interne nommé en 1930 :

> C'était l'été et l'on faisait les foins quand j'arrivai à Bicêtre. Les pavillons de briques étaient posés sur un sol herbu et des allées de poiriers les bordaient, que l'on voyait bien fleurir, mais dont les fruits disparaissaient un beau jour, ou plutôt un beau matin, sans que l'on sût jamais comment.
>
> Dans ce paysage, nous voisinions avec les pensionnaires de l'hospice, vareuses de drap bleu, casquettes à visière, qui déambulaient vaille que vaille sur ce sol rocailleux, promenant dans l'ennui leur pas d'hémiplégiques.
>
> Des salles de plain-pied, à peine cloisonnées, sur un sol de ciment, des lits rapprochés, l'hiver un poêle rond, central, rougeoyant jour et nuit [19].

Au travail

Les hôpitaux semblent accueillir tous les corps de métier. Parmi le personnel figurent, outre les médecins, les infirmiers, les employés d'administration, les filles de salle, toute une panoplie d'ouvriers, serruriers, menuisiers, charretiers, des lingères, des blanchisseuses, mais aussi des instituteurs, des professeurs de dessin, de gymnastique, de chant, des architectes, des boulangers... En 1938, il s'y consomme quatre mille tonnes de pain, sept millions de litres de lait, trois millions d'œufs, et il s'y lave vingt mille tonnes de linge par an.

Ainsi les internes vivent-ils dans un petit monde clos sur lui-même. D'autant plus clos que les murs d'enceinte peuvent être élevés autour de véritables petites villes. Sous le Second Empire, la Salpêtrière s'étend sur plus de trente hectares, avec sa chapelle, ses magasins d'approvisionnement, ses cuisines, ses ateliers... L'existence est possible sans presque quitter l'hôpital. Ce qui, dans certains cas, vaut mieux puisque les internes en obstétrique, par exemple, sont réputés pour être de garde... tout le temps !

Autre exemple, Saint-Louis. Sous l'Empire, cet établissement passe pour l'hôpital le plus plaisant de Paris. « Admirablement situé, raconte un interne, il est bien bâti, bien distribué, parfaitement aéré, entouré de cours et de jardins vastes et bien plantés, servant de promenade aux malades[20]. » Le médecin-chef fait, à la belle saison, cours sous les grands arbres. Un siècle plus tard, le changement n'est pas très net. Saint-Louis est encore un petit monde en soi, avec ses bâtiments à la délicate architecture, des cours fleuries et... son musée de dermato-vénérologie, méritant amplement le nom de musée des horreurs. La foule se presse aux consultations, toutes classes sociales confondues, car, à côté d'un grand concours de prostituées, on trouve des hommes atteints de maladies vénériennes, des adultes et des enfants souffrant de dermatoses de toutes sortes. Enfin s'accomplit tous les soirs le rituel du traitement journalier de la syphilis où la vitesse des externes aguerris aux intraveineuses fait davantage recette que toutes les autres sciences.

L'hôpital reflète la ville qui l'entoure. Le Paris du Premier Empire, de la Restauration et de la monarchie de Juillet est surtout composé de ruelles à l'aspect et à l'odeur de sentines dans lesquelles on s'enfonce dès que l'on a quitté les brillantes artères et les belles places. La ville reste prise entre ses boulevards extérieurs et son mur d'octroi. Le système d'égout est si déficient qu'il faut un bon orage pour chasser enfin les immondices qui s'accumulent dans le ruisseau qui serpente au milieu de la chaussée. Vingt mille porteurs d'eau délivrent en moyenne deux seaux par jour dans chaque ménage. L'hygiène n'est qu'un mot. Paris reste suffocant, durant les mois d'été, jusqu'à la Première Guerre mondiale, quoique les pollutions industrielles se soient substituées aux puanteurs excrémentielles ou à la pourriture.

Tel est le Paris des internes, celui dans lequel et pour lequel ils travaillent pendant leurs premières décennies d'existence. Ils vivent au rythme de la misère de la capitale. L'exode rural, les crises économiques, les épidémies font tour à tour évoluer les conditions et le cadre de leur travail.

Les Goncourt rapportent une scène vue à la consultation de chirurgie de la Charité. Un vieil homme épuisé vient montrer un poignet douloureux et demande à être hospitalisé. Entendant sa toux de tuberculeux, l'interne l'éconduit, malgré le froid mordant d'une journée de décembre, et lui dit d'aller se présenter à l'Hôtel-Dieu. Voyant l'effarement des romanciers, l'interne croit bon de s'expliquer : « Oui, il y a comme ça des moments durs... Mais si nous recevions tous les phtisiques... Paris est une ville qui use tant ! Nous n'aurions plus de place pour les autres [21]. »

Le XXe siècle change-t-il l'écho renvoyé par la capitale ? Comment le croire quand dans la zone et sur les fortifications sévit la peste des chiffonniers ? Quand les jeunes femmes se succèdent les unes aux autres pour un curetage après les fausses couches provoquées ? Quand les gazés des tranchées emplissent les hôpitaux de leurs tuberculoses, des années après la fin de la guerre ? Quand des enfants, jour après jour, viennent mourir à l'hôpital de la rougeole, de la diphtérie, de la scarlatine ? Jusqu'à la loi de 1941 qui ouvrira l'hôpital à tous, il reste le lieu ultime de la pauvreté.

Le service

Le règlement de 1802, en instaurant un internat à durée limitée, a posé le principe fondamental qu'il n'y aura pas de « professionnels » de l'internat. Ce sont des étudiants sélectionnés qui, en échange du service rendu, peu rémunéré, recevront une formation et une distinction qui ouvrent toutes les perspectives.

Voici donc le moment de voir comment les internes s'acquittent de leur tâche et profitent de leurs stages dans les différents services où ils sont affectés.

Le service est de taille très variable. Ce peut être une grande clinique de médecine, de chirurgie ou de spécialité, accueillant des centaines de malades et d'étudiants et où les internes doivent tenir leur partie au milieu d'un aréopage d'assistants et de médecins visiteurs. Ce peut être, à l'autre extrémité, un tout petit service de médecine dans un petit hôpital, avec un chef de service peu prestigieux, un seul poste d'interne, deux ou trois externes, autant d'infirmières et quelques filles de salle. Entre les deux existent toutes les situations, mais on peut considérer que, le plus souvent, il n'y a qu'un ou deux postes d'interne par service. Cela crée le lien étroit entre le chef de service et les internes qui sont ses principaux collaborateurs et génère l'ampleur du travail et des responsabilités des internes.

Le service est aussi un lieu qui s'articule autour d'au moins deux salles communes, où les malades sont alités, selon leur sexe. On y ajoute un office, un petit bureau vitré pour la surveillante, un autre, éventuellement, pour le chef de service, une pièce de consultation, avec une petite salle d'attente, à partir du début du XXe siècle, parfois un laboratoire, et on a fait le tour.

Au début des années 1920, un service de médecine à l'hôpital Laennec s'organise ainsi, sur deux étages, autour de vastes salles communes en croix, très hautes de plafond. Au rez-de-chaussée se trouve la salle des hommes dans laquelle prend un escalier qui monte à la salle des femmes. Au demi-palier, une petite salle accueille des malades psychiatriques aigus, les « agités », en fait une dizaine d'alcooliques en proie au *delirium tremens*, confiés à la garde d'un infirmier musclé. Enfin, une consultation externe comprend un hall où les patients attendent, et deux salles d'examen.

C'est d'abord la pathologie des malades qui détermine le type de travail, avec des services plus caractérisés en obstétrique ou en chirurgie, bien entendu, mais aussi en phtisiologie, par exemple.

Le service, raconte un interne en poste à Ivry en 1935, était construit dans des baraques en bois et c'était un service pour tuberculose. Mon patron était neurologue et c'était son premier poste de chef de service. Sur le frontispice, en caractères bien visibles, était marqué : hospice des incurables, enseigne très encourageante tant pour les pensionnaires que pour les jeunes médecins qui arrivaient !

Heureusement pour moi et pour mon patron, la tuberculose ne comportait pas, à cette époque, de traitements bien compliqués. Heureusement aussi que ma surveillante en savait plus que nous ! Je faisais des pneumothorax et des radioscopies pulmonaires. Mon patron m'avait laissé carte blanche concernant les tuberculeux [22].

Néanmoins, quel que soit le service, la journée se déroule de la même façon pour les internes. La matinée est dévolue à la visite et à la consultation, avec éventuellement des interventions chirurgicales. Au début du XIXᵉ siècle, cette matinée commence à cinq heures ! Et se termine vers dix heures. Le temps passant, les horaires évoluent : on travaille plutôt de neuf heures jusqu'à douze ou treize heures. Les opérations prennent alors place au petit matin, avant le début de la visite.

Les internes se retrouvent pour le déjeuner, pris en salle de garde, puis ils se dispersent. Exception faite pour le ou les internes de garde qui prennent en charge, jusqu'au lendemain matin, la responsabilité médicale de tout l'hôpital. Pour les autres, l'après-midi est dévolu aux travaux personnels jusque vers six heures environ, heure à laquelle l'interne effectue dans son service, en compagnie de la surveillante, la contre-visite, sorte de visite de contrôle qui dure généralement une heure.

Le dîner n'est pas toujours pris en salle de garde. La soirée est libre, consacrée au travail personnel ou à la détente.

Durant les premières décennies du XIXe siècle, les jours et les saisons ne modifient en rien ce déroulement quotidien. Il n'y a ni week-ends, ni vacances. Puis, petit à petit, il y aura quelques congés, puis des congés payés d'un mois, un service allégé le dimanche, voire un repos.

La visite

L'interne est couramment défini comme la cheville ouvrière du service, voire de l'hôpital. Il est celui qui travaille sous le contrôle direct du patron, sans intermédiaire. Il prend en charge certains patients. Il détient l'initiative thérapeutique. Son travail s'effectue dans la collaboration et dans l'autonomie.

La visite est le premier temps fort. Les épreuves écrites d'un concours, situé en 1805 et destiné à désigner un aide à la chaire de clinique de Corvisart, décrivent le travail auquel, le matin, se livre l'interne : « recueillir ou faire recueillir les observations des malades, recueillir les phénomènes qui se passent dans l'intervalle des visites ou en l'absence des professeurs ». Ces points sont longuement développés dans la copie, tandis que la thérapeutique se limite à une brève allusion, fidèle reflet des réalités : « veiller à ce que les malades aient les médicaments ordonnés et que ceux-ci soient de bonne qualité [23] ».

Longue et démonstrative dans les services de clinique, la visite va à l'essentiel dans les services ordinaires, voués aux soins plus qu'à l'enseignement. La coopération entre l'interne et son patron fonctionne à plein régime. Le premier met le second au courant des événements intervenus depuis la veille, des décisions prises, montre les nouveaux entrants. On pose ou on affine les diagnostics. L'examen clinique est primordial. Un externe lit une observation, l'interne la commente. Le patron fait la synthèse. « Il joue pour lui le rôle d'un médecin consultant, redresse ses diagnostics erronés, le fait profiter chaque jour de son expérience et de son érudition [24]. » Les traitements sont définis. Souvent, d'ailleurs, sans grande originalité puisque l'équipement thérapeutique reste fort modeste jusqu'aux années 1950.

Durant les premières décennies, l'interne, chargé des pansements, de la petite chirurgie, des réceptions d'urgence, tient en outre le cahier de visites et le registre des observations. Établissant les extraits des prescriptions à l'usage du pharmacien et de l'économe de l'hôpital, il intervient dans le régime des malades et décompte les portions et le vin, au titre du traitement [25]. « Il signait une pluie de bons de toute taille et de toute espèce, inondant chaque jour les cuisines, la pharmacie et les bureaux de sa prose et de sa griffe. Il lui arrivait sans doute de s'en plaindre, mais quelquefois d'en profiter puisqu'une note de 1816 dit qu'on a trouvé des bons "destinés à tout autre usage que celui des malades, particulièrement des demandes en citrons, limonades et sirops" [26]. »

Les internes des hôpitaux de Paris

En fait, la sélectivité du concours, l'âge des candidats, leur avancement dans leurs études, l'absence de tout autre personnel médical la plus grande partie de la journée, tout contribue à faire évoluer très rapidement la place des internes. On avait probablement envisagé à l'origine des auxiliaires aidant aux pansements et notant l'histoire de chaque patient. Mais les internes deviennent rapidement les collaborateurs de confiance du chef de service.

On peut trouver quelques variantes à la visite. Dans les hospices, le suivi quotidien des aliénés ou des incurables n'est pas toujours approprié. Charcot, par exemple, effectue rarement la visite dans les règles. Il fait conduire certains patients dans son cabinet de travail après les avoir choisis avec ses internes. L'un d'entre eux lit l'observation. Le patron procède alors à un très long examen, souvent muet. Il compare les patients, réfléchit à leur cas. La grande affaire du service est plutôt la leçon hebdomadaire (pratiquée par Charcot avant même d'être nommé officiellement enseignant), très méticuleusement préparée.

En obstétrique, la visite est réservée aux nouvelles accouchées pour une vérification. Les femmes en travail sont suivies autrement. En chirurgie, on distingue également le suivi des opérés de l'examen de ceux qui sont en attente d'une intervention. En phtisiologie, les lentes évolutions justifient plutôt une surveillance globale avec une attention particulière aux crises.

Les hôpitaux sont le lieu par excellence des innovations, dont les internes ont ainsi la chance d'être parmi les premiers spectateurs, voire les premiers metteurs en œuvre. Les exemples sont nombreux et relèvent de l'histoire héroïque de l'internat.

Au travail

Voici par exemple Nicolas Gogué, reçu en 1845,
qui peu après assiste à la première opération sous anesthésie pratiquée en France :

> Ayant apporté un globe de verre à deux tubu-
> lures et une fiole contenant de l'éther, on introdui-
> sit des morceaux d'éponge dans le vase et on y
> versa le liquide contenu dans la fiole ; aussitôt
> l'odeur caractéristique de l'éther se répandit, tous
> les assistants perçurent la même sensation et pen-
> sèrent qu'on devait enivrer aussi les malades [27].

Voici, en 1863, Victor Cornil, reçu trois ans plus
tôt, montrant à Jean Martin Charcot, encore jeune
médecin des hôpitaux, les techniques de coupe et de
coloration des tissus apprises à l'institut anatomique
de Berlin.

Voici des internes qui découvrent, en 1896, les
premières séances de radioscopie effectuées par deux
de leurs anciens, Paul Barthélemy et Paul Oudin, ou
qui prêtent leur main pour un cliché (vingt-cinq
minutes de pose). L'année suivante, Antoine Béclère
crée à ses frais le premier laboratoire hospitalier de
radiologie à Tenon. Et quelques collègues lui repro-
chent de « déshonorer le corps des hôpitaux en devenant photographe [28] ».

Voici Robert Debré, de la promotion de 1906,
évoquant les examens de laboratoire dont « on
commençait alors à parler ». Il s'était écoulé presque
un siècle depuis qu'un interne reçu sous l'Empire avait
moqué les médecins armés de loupes, de microscopes,
de mètres rubans, de réactifs et de balances. « Si cela
continue, un médecin visitant ses malades devra se
faire accompagner d'un laboratoire de chimie et d'un
cabinet de physique [29]. »

Les internes des hôpitaux de Paris

Voici l'émerveillement (et l'empirisme) des internes participant aux premiers traitements par les antibiotiques juste après la Seconde Guerre mondiale :

J'ai eu la chance fin 1944, raconte Claude Laroche, interne reçu en 1939, de traiter le premier Oesler par la pénicilline et de le guérir. J'ai eu la chance de voir mon maître de Gennes à Broussais recevoir les premières ampoules d'ACTH et de voir les effets sur les polyarthrites du corticoïde : 1948-1949. Et puis nous avons eu, à ce moment-là, l'arrivée des anti-inflammatoires, des anticoagulants, toute la thérapeutique moderne. La coupure de la médecine, c'est 1945-1950, c'est l'avènement de la médecine thérapeutique [30].

On le voit, beaucoup de ces innovations ont nécessité des contacts avec des médecins étrangers. Mais les internes n'ont pas toujours été de grands voyageurs, éblouis qu'ils étaient par le rayonnement de l'école clinique parisienne. À preuve, la médaille d'or qui devait, à l'origine, permettre de financer un séjour d'études à l'étranger, et qui se transforma en une année supplémentaire d'internat, dans des conditions privilégiées. Il faut donc compter sur les curiosités personnelles des internes pour voir certains se rendre dans les services hospitaliers allemands, autrichiens, plus tard américains, pour accroître leurs perspectives.

Le travail de la matinée est complété par la consultation externe qui permet de voir les malades qui se présentent pour se faire examiner, se faire admettre à l'hôpital ou poursuivre leur traitement. Même fastidieuse, la consultation constitue une bonne préparation à la clientèle que, une fois l'internat révolu, on verra en ville. D'autant qu'on y trouve une population un peu moins misérable que celle qui est hospitalisée.

Les consultations les plus folkloriques sont assurément celles des hôpitaux spécialisés dans la dermatologie et la vénérologie. « Si vous n'avez pas la gale en arrivant à Broca, dit un dicton de l'internat, vous l'aurez en partant. »

Enfin, dans les services de chirurgie, bien sûr, le travail comprend un fort volet d'interventions. L'usage s'est établi que celui qui a choisi la chirurgie doit savoir opérer en fin d'internat. Au début du XIXe siècle encore, on opère dans la salle commune même, au vu des autres malades et à portée de leurs oreilles. Parlant des années 1830, Henri Mondor peint des hôpitaux « immondes » et la triste époque d'une chirurgie à la fois « entreprenante et terrible »[31]. L'hôpital reste un lieu si déplorable qu'on rêvera de le voir disparaître en développant les soins à domicile.

Le service fondé par Corvisart à la Charité en 1799 et qui comprend une école clinique complétée d'une salle d'opération séparée fait longtemps figure d'exception. D'ailleurs, comment les internes et les chirurgiens de l'Empire, passés au feu des champs de bataille, seraient-ils rebutés à l'idée d'opérer au milieu des patients ? Mais on se doute que, surtout en ces temps où l'anesthésie n'existe pas, l'opinion des futurs opérés est tout autre. Ainsi que celle de certains internes, tout de même, comme Poumiès, qui explique :

Les internes des hôpitaux de Paris

Les principaux phénomènes de la vie nous
étaient démontrés sur des animaux vivants, chiens
ou lapins. Ces expériences m'ont toujours été très
pénibles. Jamais je n'ai pu voir éventrer un chien
sans en éprouver des battements de cœur. Depuis,
cette horreur du sang, ces troubles que les cris
du patient qu'on opère excitaient en moi ne me
permirent pas de me livrer à l'exercice de la chirurgie[32].

Pendant des décennies, d'ailleurs, la chirurgie
garde une aura aussi effrayante que repoussante. Après
être venus dans le service du Dr Velpeau, les frères
Goncourt notent leur effroi : « Il nous vient à l'idée de
trouver la providence abominable et d'appeler bourreau ce Dieu qui est la cause de l'existence des chirurgiens[33]. »

Dans l'internat même, on dit : « Si ton fils est
intelligent, fais-en un médecin ; s'il est fort, un chirurgien. » (Et on ajoute : « et s'il est bête un accoucheur. » Mais cela est une autre histoire.) En tout cas,
aux hôpitaux, un bon chirurgien se juge au moins
jusque dans les années 1930 à son adresse et à la
rapidité de son exécution. D'ailleurs, l'exercice de la
chirurgie est fermé aux femmes qu'on estime insuffi-
samment endurantes physiquement et moralement, ce
qui pourrait poser quelques problèmes lors de la garde
jusqu'en 1907, date du dédoublement de la garde entre
médecins et chirurgiens.

Dessins et photos nous renvoient l'image d'une
chirurgie bien différente de celle que nous connaissons
— un peu. En 1900, à Boucicaut, par exemple, il faut
se représenter une salle carrelée, très ordinaire, avec
une fenêtre. Tout est propre, y compris le champ opé-

ratoire recouvert de linge impeccable. Mais personne ne porte de masque, alors même que, la mode aidant, le chirurgien et ses aides peuvent être fortement barbus. L'infirmière, d'ailleurs, porte un lourd chignon en brioche et la sœur de Saint-Vincent a gardé l'habit religieux. Toutes deux ont d'amples jupes aux lourds plis qui vont jusqu'au sol. Les médecins ont la blouse, le tablier et la calotte, mais pas de gants. Un externe, enfin, tient le masque à éther ou à chloroforme et fait office d'anesthésiste.

Une vingtaine d'années plus tard, une photo de la *Revue annuelle illustrée des hôpitaux de Paris* présente le service de clinique chirurgicale du Pr Hartmann à l'Hôtel-Dieu. Au premier plan à gauche, le professeur et son aide, médecin des hôpitaux, sont au travail, revêtus d'une large blouse, portant charlotte et masque. Cet effort d'hygiène est largement contrebalancé par la présence d'une bonne trentaine d'externes et de stagiaires massés au plus près de la table d'opération et se démanchant le cou pour voir.

Le chirurgien Paul Riche, à la même époque, opère sans calotte, mais le crâne rasé, sans gants, mais les mains lavées et relavées, sans camisole, mais avec un petit plastron stérile.

Travaux personnels

Après le déjeuner, les internes s'égaillent. Pour certains, c'est le moment d'augmenter leurs revenus par des aides opératoires, des remplacements, des vacations de toutes sortes, bref, ce qu'on appelle dans l'internat des « heures de femme de ménage ». Nous y reviendrons.

Les internes des hôpitaux de Paris

Pour beaucoup, c'est surtout le temps des travaux personnels de recherche et de perfectionnement. À commencer par la thèse. En effet, on ne peut passer sa thèse qu'en fin d'internat et, quoiqu'il s'agisse dans une certaine mesure d'une formalité, une thèse d'interne se doit de n'être pas une thèse comme les autres. C'est-à-dire pas une compilation bouclée à la hâte, mais un travail original fondé, loi d'airain, sur une collecte d'observations et sur des expériences. La recherche se bricole encore à l'échelle individuelle. En 1894, un interne « pour deux francs, allai[t] à la fourrière et revenai[t] avec deux chiens en laisse jusqu'à l'hôpital ; un vrai lapin valait deux francs cinquante et, à l'abattoir de Grenelle, un boucher tuait devant [lui] un bœuf, sans demander un pourboire, pour [qu'il] puisse recueillir du sang d'une façon correcte ». Bernard Ménétrel, interne de 1929, consacre sa thèse au carbone destiné à lutter contre les infections. Le voici, lui aussi, rapportant à l'hôpital des chiens et des lapins sur lesquels il teste le dosage de ses injections intraveineuses. C'est l'hécatombe. Certaines photos prises dans les années 1920 pour les albums annuels de l'internat montrent d'ailleurs les internes posant au milieu d'une véritable petite ménagerie, en particulier à l'hôpital Claude-Bernard, spécialisé dans les maladies infectieuses.

Les autopsies, les dissections constituent une autre part essentielle de ce travail de recherche qui doit servir non à confirmer seulement un diagnostic, mais à comprendre tout le processus de la maladie. « J'ai certainement fait dans une année, note cruellement un interne affecté aux Enfants-Trouvés en 1821, l'autopsie de plus de cent cinquante nouveau-nés [34]. »

Sans doute devrait-il s'estimer satisfait, puisque

le manque de corps à disséquer demeure un problème pour la recherche. La quête avide de cadavres donne fréquemment lieu à des épisodes dont la drôlerie le dispute, hélas, à l'horreur.

« Ouvrez quelques cadavres, avait coutume de déclarer Xavier Bichat, vous verrez aussitôt disparaître l'obscurité que la seule observation n'avait pu dissiper. » Mettant ses principes en pratique, il dissèque sans relâche : il effectue cinq cents autopsies en dix-huit mois entre 1801 et 1802. Pour ce faire, il lui arrive de voler des corps dans les cimetières puis de les charger dans un fiacre ! Mais il ne fait pas exception. D'autres grands médecins agissent pareillement à la même époque : Antoine Dubois paie des prostituées pour distraire les argousins trop curieux. Antoine Portal, premier médecin de Charles X, se débrouille, lui, pour acheter des corps à des trafiquants et, comble de la ruse et de l'horreur, dissèque sur son propre lit pour tromper la vigilance de policiers trop zélés [35] ! Dans le Quartier latin, on fait commerce de ce matériel humain et, dans quelques appartements particuliers, des officines prospères accueillent pour des séances de dissection les étudiants en manque de cadavres.

Prosecteurs et carabins, raconte sous le Second Empire un observateur de la vie parisienne, vont à Clamart — le sinistre Clamart du faubourg Marceau — où les attendent les sujets retenus par eux la veille : « un adulte, trente francs ; un enfant, vingt francs ». Qui donc a dit que l'homme ne valait plus rien après sa mort ?

Le peuple a une horreur instinctive — et déraisonnée — des carabins, et, s'il osait, il se signerait volontiers chaque fois qu'il passe devant l'École pratique de la rue de l'École-de-Médecine et devant les salles de dissection de la rue Fer-à-Moulin[36].

Avec ou sans folklore, la dissection demeure un exercice précieux, en particulier pour les internes qui se destinent à la chirurgie. Ils recherchent souvent les places — mises au concours — de prosecteurs ou d'aides d'anatomie, c'est-à-dire d'enseignants chargés de superviser les séances de dissection des étudiants.

L'après-midi représente aussi du temps passé à la bibliothèque pour documenter ces travaux. La bibliothèque, pomme de discorde entre les internes et l'administration. On en met dans tous les hôpitaux, puis, pour regrouper les moyens, on crée une bibliothèque centrale à l'Hôtel-Dieu, puis, par commodité, on redistribue de nouveau, avant de recentraliser près de l'amphithéâtre d'anatomie. Entre-temps, messieurs les internes sont priés d'arrêter de vendre les ouvrages qu'ils jugent périmés pour en racheter de plus récents ou pour souscrire des abonnements à des revues médicales : ces livres ne leur appartiennent pas !

Les internes écrivent aussi. Des articles pour des journaux médicaux, pour des revues scientifiques, des communications pour des sociétés savantes. Ces travaux, souvent entrepris sous la houlette d'un patron ou en collaboration avec lui, peuvent marquer une étape importante pour une carrière hospitalière ou universitaire. Ils traduisent aussi les centres d'intérêt personnels des internes qui recherchent des éléments pour se perfectionner et envisagent les nouveautés avec la curiosité de la jeunesse. Il n'est donc pas rare de trouver des internes parmi les membres, parfois fondateurs, des associations qui se créent au long du XIXe et du xxᵉ siècle au rythme de l'avènement des spécialisations médicales. C'est par exemple Pierre Bourgeois, interne en 1923, qui compte parmi les créateurs de la Société française de psychanalyse. « Je dois à la vérité, ajoute-t-il, de bien préciser qu'aux tout premiers débuts il n'était pas nécessaire de s'être fait analyser pour avoir le droit de faire partie de la Société. Dans le cas contraire, j'y aurais peut-être regardé à deux fois[37]... » En 1813, des internes avaient ouvert la voie en fondant la Société hippocratique dans le but de recueillir des travaux originaux et des observations. Tout membre actif devait présenter une communication tous les trois mois.

Bref, un interne quelque peu curieux ou ambitieux n'a plus guère de temps pour autre chose que le travail. Jean Quénu, de la promotion de 1911, raconte ainsi qu'il est pris par son service hospitalier, les gardes. Il anime une conférence, donne des cours d'anatomie, prépare sa thèse et, à plus longue échéance, le concours de prosecteur qui peut lui ouvrir le chirurgicat des hôpitaux. Il confie n'avoir plus le loisir de lire, mais continue à aller au théâtre et au music-hall dont il fréquente quelques artistes.

La lecture des curriculums des internes en fin de parcours qui postulent pour des bourses en dit long sur le cumul de leurs fonctions : telle a été monitrice de tubage et trachéotomie, tel travaille au laboratoire de pathologie expérimentale de la faculté, tel autre est aide d'anatomie ou chef de travaux de gynécologie...

Mais, qu'à cela ne tienne, on peut allier la recherche de la perfection et l'humour carabin. On raconte ainsi qu'à Ivry Thierry de Martel, interne de 1903 et futur chirurgien, pendait au plafond de la salle de garde des intestins remplis d'eau grâce auxquels il testait l'efficacité des sutures qu'il s'entraînait à réaliser.

La contre-visite se déroule à peu près entre cinq et sept heures. Elle peut être un moment très apprécié si l'interne a le sentiment d'y exercer souverainement son métier, ou une corvée dont il se décharge sur la surveillante du service au profit d'occupations plus fructueuses ou plus intéressantes. Certaines négligences motivent des rappels à l'ordre individuels ou même généraux de la part de l'administration. Déjà, dans les années 1810, les retards dans la visite de l'après-midi sont accusés de contrarier la distribution des repas et des médicaments qu'elle conditionne.

La contre-visite, raconte un interne de 1939, était ce que l'interne en faisait. En particulier pour Bicêtre. Bicêtre était loin. Alors, que pouvait-on faire ? Attendre dans sa chambre l'heure de la contre-visite ? C'est ce qu'on aurait dû faire. Mais souvent, on partait à Paris, et revenir à Bicêtre, c'était un voyage pour peu de chose. Alors, on s'arrangeait entre nous pour faire la contre-visite dans les salles de l'un, dans les salles de l'autre en même temps [38].

La garde

Après la visite, le temps fort des fonctions d'interne est évidemment la garde. « Le service de garde est l'attribution la plus importante dévolue aux internes, car c'est à eux qu'incombe la charge des malades amenés d'urgence à l'hôpital et de leur prodiguer les premiers soins dans l'intervalle des visites des chefs de service. L'organisation médicale hospitalière repose donc entièrement l'après-midi et la nuit sur l'interne de garde [39]. »

À l'heure du déjeuner, les chefs de service, les assistants, les externes quittent l'hôpital. Ne restent que les internes parmi lesquels l'un est « de garde » jusqu'au lendemain. Il va s'occuper de toutes les entrées et sorties de malades qui se produiront durant ces vingt-quatre heures ainsi que de toutes les urgences, celles qui surviennent parmi les hospitalisés, et celles amenées de l'extérieur. On imagine ce qu'il faut de sang-froid, d'endurance et de polyvalence pour faire face à toutes ces situations. Et que la première garde n'est pas envisagée sans appréhension :

> J'étais seul maître à bord pour une longue nuit sans le concours d'aucun aîné. Seul à décider, à choisir les traitements et à sélectionner les patients se présentant aux urgences. [...] La vraie difficulté était l'inquiétude [40].

L'interne peut être épaulé par le chirurgien de garde. Celui-ci, chirurgien des hôpitaux, est virtuellement chargé de la garde pour tous les établissements de l'Assistance publique. Dans les cas graves, on l'envoie chercher à son domicile. Avec l'installation du téléphone, le service s'affine. L'interne peut s'entretenir avec le chirurgien et, en exposant son problème, obtenir un avis ou l'autorisation d'opérer seul. En fait, la procédure n'est pas très nettement arrêtée. Beaucoup de chefs de service n'aiment pas que des « étrangers » viennent mettre le nez chez eux et interdisent à leurs internes de faire venir le chirurgien de garde ! Les internes doivent se débrouiller par eux-mêmes ou, au pire des cas, déranger le chef de service en personne. D'autre part, en 1907, la garde est dédoublée en médecine et en chirurgie.

En attendant, on mesurera la solitude de l'interne pendant sa garde en rappelant qu'un interne de 1884, Joachim Albarran, est resté dans les annales de l'internat pour s'être lui-même opéré du croup alors qu'il était seul de garde un dimanche aux Enfants-Malades.

Le rythme de la garde est très variable, selon la taille de l'hôpital. Il est estimé normal autour d'une fois par semaine, avec plus ou moins un dimanche par mois. Mais la garde revient plus souvent dans les tout petits établissements, avec cette compensation qu'elle est peu chargée. Le cas extrême se trouve probablement en obstétrique. Beaucoup de chefs de service considèrent que, l'accouchement ne connaissant pas de trêve, les internes doivent être disponibles vingt-quatre heures sur vingt-quatre et sept jours sur sept. C'est le meilleur entraînement et la plus sûre préfiguration de leur vie professionnelle future. En tout cas, dans les grandes maternités, il est assez inconcevable que les internes en obstétrique ne logent pas à l'hôpital, au moins jusque dans les années 1940, et l'on peut estimer qu'ils sont de garde au moins un jour sur deux.

Chez Couvelaire, on était seul interne. De garde pendant six mois. Aussi sec. Seulement, on apprenait le métier. Il fallait suivre exactement la doctrine du service qui était une doctrine excellente mais difficile car on risquait, tout interne qu'on soit, de se faire engueuler devant tout le monde. C'était sévère, mais il a dressé les types. Quand on sortait de chez Couvelaire, on savait quelque chose[41].

Dans les grands établissements, de toute façon, on ne chôme pas. « Les gardes de nuit étaient très mouvementées, raconte Alexandre Negreanu en poste à Saint-Antoine dans les années 1930. Souvent, on n'avait pas le temps de se déshabiller[42]. »

Ce n'est qu'à partir des années 1930 que la question des week-ends commence à interférer dans la garde. Les samedis et dimanches qui étaient jusque-là presque des jours ordinaires font l'objet d'une garde groupée, si bien qu'on verra dans les années 1950 des internes être de garde une centaine d'heures d'affilée. « Une fois toutes les cinq semaines, se souvient un interne reçu en 1957, j'arrivais donc à l'hôpital le vendredi matin pour en ressortir le lundi soir, après avoir dormi quelques instants, de-ci, de-là, entre deux opérations[43]. »

Selon l'expérience acquise comme externe plus ou moins confirmé, les responsabilités des premières gardes peuvent susciter de bien fortes émotions. Compensées par la présence des surveillantes et le recours aux conseils d'un interne plus âgé facilité par la vie commune à l'hôpital.

Enfin, les conditions pratiques sont parfois un obstacle supplémentaire aux secours d'urgence. Il faut se représenter l'interne en train de courir au travers des interminables couloirs des immenses hôpitaux ou dans les cours des établissements à pavillons séparés pour arriver à temps auprès d'un patient qui saigne ou étouffe. Au XIXe siècle, la religieuse ou l'infirmière l'accueille avec une bougie ou un rat-de-cave pour essayer de compléter la lumière des veilleuses à huile. Plus tard, l'interne de garde ne quitte pas sa lampe de poche.

Bien sûr, la garde souffre des entorses qui justifient les rappels à l'ordre de l'administration ou les sanctions prises contre certains internes défaillants. Laissons l'un d'entre eux raconter la mésaventure qui lui advient alors que, interne de première année et spécialisé en ophtalmologie, il se trouve de garde à l'Hôtel-Dieu :

> J'étais doublé par un vieil externe qui a fait un an à la consultation de chirurgie de l'Hôtel-Dieu et qui vient de passer sa thèse. Au cours de l'après-midi, un inspecteur de l'Assistance publique est venu nous rendre visite et a été étonné de ne pas me voir à la consultation auprès des malades, mais d'y rencontrer mon externe. Lui ayant demandé comment il faisait pour admettre les malades, l'externe a commis la faute énorme de lui dire que j'avais signé des bons d'avance et qu'une fois le blessé admis, nous allions le voir ensemble.
>
> Ce matin, j'ai été convoqué au bureau du directeur et l'inspecteur m'a passé un savon. En partant, il m'a prévenu qu'il mettrait le directeur général au courant[44].

En mars 1902, l'interne de garde à Andral a refusé de se lever pour soigner une tentative de suicide par laudanum. Le patient est décédé et l'interne suspendu six mois. Le directeur général de l'Assistance publique (alors en guerre avec les internes pour des questions de discipline, nous y reviendrons au chapitre suivant) saisit l'occasion pour affirmer qu'il ne s'agit pas d'un incident isolé. Il a fait effectuer le relevé des manquements à la garde en janvier et février et en a trouvé près d'une centaine ! Les chirurgiens, ajoute-t-il, trouvent que leur travail est compliqué par le manque d'assiduité des internes de garde[45].

On trouvera donc bien des internes pour récriminer contre les contraintes de la garde mais aucun pour en condamner le principe car elle est leur privilège et leur grande école. Plus d'un apprécie l'attrait de cette médecine d'urgence qui implique une grande liberté, de l'initiative, un dépassement de soi dans la décision et l'action, la satisfaction d'obtenir des résultats évidents. Au fur et à mesure que la nuit avance, l'interne de garde évolue dans un mélange de lucidité et même d'acuité avec des phases de somnolence traversée de rêves.

Quoique couverts par leurs chefs de service, les internes assument donc de lourdes responsabilités. Qu'ils n'hésitent d'ailleurs pas à alourdir selon ce que leur dicte leur conscience. En 1821, un interne, dans son cahier d'observations, véritable document officiel, attribue la mort de plusieurs patients au traitement prescrit par son chef de service. Or il ne faut pas oublier ce rapport hiérarchique qui implique obéissance et subordination. En 1811, trois internes de l'Hôtel-Dieu ont été privés de traitement pendant trois mois pour s'être occupés d'un malade dans un service qui n'était pas le leur et qui plus est sans l'autorisation du médecin. En 1900, un chirurgien de la Pitié écrit de l'un de ses internes : « Grossier avec les infirmiers, brutal avec les malades, insolent avec son chef, a fait des opérations malgré ma défense expresse. J'ai dû le renvoyer ! Il m'a adressé des menaces écrites [46] », voulant dénoncer sa responsabilité dans le décès de certains opérés.

Les contraintes techniques et l'évolution des conditions d'exercice de la médecine commencent à grignoter ces responsabilités, au moins à partir des années 1930. La présence de plus en plus massive des assistants (fonction reconnue en 1932 par l'Assistance publique) pose le problème de l'autonomie et des tâches laissées aux internes. En pneumologie, certains chefs de service jugent les six mois de l'interne trop courts pour lui permettre de pratiquer les pneumothorax et ils tendent à s'en remettre exclusivement à leurs assistants. En chirurgie, l'accès à la salle d'opération se fait parfois de plus en plus pour l'interne dans une position subalterne. D'autant plus que c'est la responsabilité civile du chef de service qui est engagée même si c'est l'interne qui opère. Et plus les postes d'internes sont nombreux dans un même service, moins il y a d'activité pour chacun. En outre, plus les services annexes et les examens prennent d'importance (radiologie, anesthésie, analyses en laboratoire...), moins les internes suffisent à tout. Or l'interne, pressé par la nécessité de compléter ses revenus, est moins disponible pour seconder le chef de service.

Argent... unique objet de mon ressentiment

On a évoqué au début de ce livre les compagnons chirurgiens de l'Hôtel-Dieu qui, dans le courant du XVIIe siècle, préfigurent les internes. Un règlement de 1629 stipule à leur propos que, « outre le dessein d'apprendre leur art, ils auront celuy de se sanctifier dans un employ qui est œuvre de miséricorde ». Lieu d'accueil des plus pauvres, l'hôpital reste à cet égard héritier de l'Ancien Régime et les internes avec lui, au moment d'être payés. Car comment convient-il de rémunérer ceux qui, certes, rendent de grands services mais, en même temps, se forment et pratiquent la philanthropie qui est une vertu médicale par excellence ? Le moins possible, prêche l'administration qui en tiendra toujours pour une « indemnité » et non un salaire. Par une somme décente et suffisante pour vivre, répondront de plus en plus fort les internes.

Les médecins dans leur ensemble n'ont d'ailleurs jamais été considérés comme des salariés de l'hôpital. (De toute façon, il faudra attendre 1929 pour que le Conseil d'État reconnaisse que la médecine peut être exercée sous forme salariée.) Il est établi, par exemple, dès 1813, qu'ils n'auront droit à aucune retraite.

L'hôpital se trouve cantonné à un rôle de champ d'expérience et d'attribution de titres prestigieux qui assurent une bonne publicité. Aussi le service est-il parfois déficient. Un rapport de l'Assistance publique de 1855 stipule que, durant cette année, huit médecins et chirurgiens se sont dispensés de venir à l'hôpital pendant plus de cent jours. Trois se sont même absentés près de deux cents jours ! Pourtant, les hôpitaux de Paris constituent l'exception haute dans le paysage hospitalier français, du fait de l'excellence d'un personnel présélectionné par l'internat et tenu par des rivalités personnelles[47].

Il est difficile d'évaluer la valeur du traitement des internes, si ce n'est au moyen de comparaisons. Sous l'Empire, un interne touche cinq cents francs par an. C'est quatre fois moins que le médecin-chef de la Charité et cinq fois moins que le directeur. Mais c'est cinq fois plus qu'un ouvrier qui, lui, n'a pas une indemnité mais un salaire qui est censé lui permettre de vivre.

Ce n'est toutefois pas décalé par rapport au prix demandé par un médecin ordinaire pour une consultation, un ou deux francs au plus. En 1807, un jeune praticien fraîchement débarqué à Paris comme Théophile Laennec gagne deux mille quatre cents francs d'honoraires.

Les internes ont d'ailleurs sous les yeux les exemples très encourageants de leurs aînés en train de faire fortune : en cinq ans, Laennec a multiplié ses revenus par six, le chirurgien Dupuytren est l'homme aux trois millions.

Aussi, au début de l'internat, cette indemnité est-elle jugée très suffisante par les intéressés eux-mêmes. « Les avantages pécuniaires n'étaient pas à dédaigner, reconnaît Poumiès de La Siboutie, pour des étudiants en général peu fortunés. Nous avions cinq cents francs par an, le logement et la nourriture les jours de garde. Dès ce moment, je cessai à peu près d'être à la charge de mes parents, dont la gêne était grande [48]. »

Mais c'est cet « à peu près » qui fait problème car, avec des hauts et des bas, l'indemnité est un peu juste pour suffire à l'entretien d'un jeune homme. Certes, il se loge, se nourrit, se chauffe et se vêt. Tout se complique un peu quand il faut ajouter les inscriptions à la faculté, la thèse dont l'impression des nombreux exemplaires coûte cher (« Je suis en train de passer ma thèse et d'affronter les horreurs de l'installation, confie un interne à un autre. Les deux cent cinquante pages, les figures sont une lourde charge pour mon budget[49] »), le prix du « matériel » scientifique (cadavres, animaux, livres, substances chimiques) et quelques loisirs. L'interne est donc souvent un peu gêné.

Les avantages en nature consentis par l'administration hospitalière comptent pour beaucoup dans son train de vie, mais nous verrons dans le chapitre consacré à la vie en salle de garde qu'ils sont toujours obtenus à l'arraché et chichement mesurés.

Or, dès la fin des années 1830, pour faire place aux communautés religieuses, on commence à externer des internes. Privés de chambre à l'hôpital, ils reçoivent alors une indemnité de logement. Synonyme de liberté, le logement extérieur signifie aussi des frais supplémentaires. Un long combat s'amorce pour la perpétuelle revalorisation de cette indemnité de logement. En 1837, elle est de trois cents francs par an, de quatre cents francs en 1859 (mais de mille deux cents francs en 1921, l'inflation née de la guerre étant passée par là).

En 1847, les traitements des chirurgiens et des médecins ne représentent toujours que deux pour cent des dépenses totales des hôpitaux[50]. Au début du Second Empire, un interne met en chanson la pingrerie de l'Assistance publique :

Le directeur, d'une main paternelle
Vient chaque mois compenser vos labeurs.
Sa caisse s'ouvre et sa voix vous appelle,
De l'internat, savourez les primeurs :
Vingt sous par jour, le salaire d'un chantre !
Comment avoir des femmes pour ce prix ?
Pauvres Catons ! Ah ! brossez-vous le ventre.
Qu'on est heureux d'être interne à Paris.

Les internes des hôpitaux de Paris

En ce siècle où règne le franc-or, l'inflation a heureusement peu grignoté une indemnité qui augmente au rythme d'un trotte-menu. En 1882, l'indemnité moyenne s'établit à sept cent soixante-quinze francs. Elle restera inchangée jusqu'en 1914. Durant cette même période, on estime généralement qu'un revenu bourgeois commence autour de cinq mille francs par an...

Surviennent la Première Guerre mondiale et son cortège de bouleversements économiques qui n'épargnent pas les revenus de la bourgeoisie.

En 1919, un interne touche au total de ses indemnités en moyenne trois mille cinq cents francs par an, soit autant qu'une fille de service, mais cinq fois moins qu'un directeur et six fois moins qu'un chef de service. En un siècle, la détérioration relative est réelle.

En 1928 et 1930, deux lois instaurent les Assurances sociales en faveur des salariés les plus modestes. Accueillies par un concert d'indignation par le corps médical, elles apportent pourtant aux internes un appoint de plus en plus intéressant. La part des versements faits à l'Assistance publique pour le soin d'assurés sociaux qui revient à chaque interne a été de neuf cent cinquante francs en 1932, deux mille cent francs en 1933, mille six cent cinquante francs en 1935 et deux mille deux cent cinquante francs en 1936.

En 1936, un interne de première année touche ainsi cinq mille cent francs par an, un interne de dernière année six mille cinq cents francs. À titre de comparaison, à la fin des années 1930, un sous-lieutenant gagne environ quinze mille francs par an et un professeur de collège seize mille. Compensation tout de même, grâce à un abattement conséquent, les internes ne paient presque aucun impôt sur le revenu pour les indemnités comme pour les avantages en nature.

Certains moments sont marqués par des tensions plus vives qui traduisent le début d'un changement de statut de l'internat. En 1935, le gouvernement réduit de dix pour cent le salaire de tous les fonctionnaires, dans un but de rééquilibrage du budget. Et les internes sont pris dans le lot. Un peu abusivement, il est vrai. L'un d'entre eux écrit à un collègue une lettre très significative ·

Il est bien évident que beaucoup d'entre nous vivent des subsides de leurs familles. Certaines de ces familles sont déjà atteintes par les décrets-lois.

Mon avis, et celui de mes collègues de Lariboisière, est qu'il faut voir si Mourier [directeur général de l'Assistance publique] est décidé à céder et, dans le cas contraire, essayer une action sur le conseil municipal. En tout cas, on voudrait savoir ce que nous faisons et les mots de démission sont très souvent prononcés[51].

N'ayant pu faire rapporter la mesure, le comité des internes entreprend alors une campagne très argumentée et persistante pour obtenir une revalorisation de l'indemnité. Il calcule alors qu'un interne travaille cinquante-quatre heures par semaine pour l'Assistance publique (la loi sur les quarante heures hebdomadaires est précisément à l'ordre du jour). Un travail de *lobbying*, exercé pour la première fois, permettra d'obtenir la suppression de la retenue de dix pour cent ainsi qu'un mois de congés payés. Après avoir demandé, en vain, une augmentation donnant des indemnités entre douze et quinze mille francs.

Les internes des hôpitaux de Paris

Le malaise est accentué dans les années 1950 par l'augmentation très nette du nombre d'internes chargés de famille (au moins la moitié). En cumulant l'indemnité annuelle, l'indemnité de logement et l'indemnité de repas, un interne reçoit environ soixante mille francs par an de l'Assistance publique. Un médecin du travail gagne alors près de cent soixante mille francs. Un médecin de famille demande trois à quatre cents francs par consultation. La médiocrité de la situation qui leur est faite paraît d'autant plus anormale aux internes que, depuis la loi de 1941, l'hôpital public n'est plus réservé aux indigents. Si les malades paient l'hôpital, que l'hôpital paie ses internes !

Les internes recherchent donc depuis l'origine à l'intérieur et à l'extérieur de l'hôpital des revenus supplémentaires. « Aussitôt leur service quotidien terminé, écrit l'un des présidents du comité des internes en exercice, ils s'empressent de quitter l'hôpital, à l'affût du moindre salaire qui, ajouté à leur indemnité, leur permettra de vivre : l'un se fait représentant de produits pharmaceutiques, l'autre assiste un médecin dans une consultation à prix réduits, un dispensaire[52]. »

En 1806, les procès-verbaux du conseil général des hospices nous racontent l'histoire de l'interne Durfort, en poste à la Maternité, bataillant pour obtenir qu'on lui paie les émoluments promis : six francs par sage-femme à laquelle il aura enseigné la vaccine et la saignée. Il fait valoir que, dépourvu de fortune, il ne peut sans cela acquitter ses frais de thèse et d'examen.

Les hôpitaux, la faculté, les dispensaires procurent aux internes des places recherchées (les prosecteurs, les aides d'anatomie doublent leur indemnité d'internat), des petits travaux de « piqueurs », préparateurs, plus tard transfuseurs. Les internes se voient attribuer en partie la garde des postes de secours des expositions universelles ou coloniales, moyennant, bien sûr, rétribution.

Des patrons, généreux et pratiques, recrutent leurs internes comme aides pour opérer en ville ou servir de gardes-malades de luxe à des patients fortunés. Ces vacations sont bien sûr les plus appréciées, parce qu'elles sont rémunératrices, intéressantes et, parfois, curieuses.

Un jour, raconte Alexandre Negreanu, interne nommé en 1935, mon chef de service me fit venir en grand secret dans son bureau et me dit : « Mon ancien patron est très malade et il a besoin de quelqu'un qui passe les nuits dans son château de L. pour lui faire, en cas de besoin, une piqûre. Accepteriez-vous d'y aller ? » Ému et tremblant de tout mon corps, j'acceptai en me disant : moi, soigner un membre de l'Académie de médecine ! Je n'en serai jamais capable. Et pourtant, tous les soirs à vingt heures, son énorme limousine avec chauffeur venait me trouver place Denfert-Rochereau et me conduisait près de Montlhéry[53].

Enfin, les internes ont la possibilité d'effectuer des remplacements avant même d'avoir passé leur thèse. Voici, en 1812, Poumiès qui supplée le médecin des Écuries, à Versailles, soignant piqueurs et palefreniers et se promenant dans le parc du château en lisant Virgile et Horace. Voici Véron qui fait le chirurgien dans la maison militaire de Louis XVIII. Voici, beaucoup moins pittoresque mais beaucoup plus courant au xxe siècle, le remplacement d'un confrère, parfois en ville, plus souvent à la campagne, où la rareté des praticiens ne permet pas de partir en laissant la clientèle à la grâce de Dieu. Vacances, problèmes de santé, campagnes électorales sont autant de raisons de chercher un remplaçant. Toutefois, les candidats restent plus nombreux que les offres. « Je constate avec désespoir, écrit un interne, qu'il ne s'est pas trouvé un seul remplacement chirurgical pour les fêtes. Je tiens à te faire savoir que je suis toujours prêt à assurer un remplacement chirurgical pour quinze jours ou trois semaines durant les mois de janvier ou février 1938 [54]. »

Pourtant, les internes sont sans doute parmi les remplaçants les plus recherchés. Ainsi, un généraliste du XIe arrondissement demande en 1936 « un interne de Paris français et catholique ».

En matière de conditions financières, l'usage (et la bonne volonté) supplée tout règlement. C'est parfois un forfait : trois mille francs pour quatre semaines sont signalés en 1933 (ce qui correspond environ à la solde d'un capitaine). C'est plus souvent un fixe assorti d'un intéressement aux actes effectués. Notre « interne de Paris français et catholique » se voit ainsi proposer de « quarante à cinquante francs par jour plus la moitié de ce que je ferai [55] ».

Le remplacement est la première occasion d'avoir à demander de l'argent aux patients. Pour l'interne, c'est un aspect de l'apprentissage d'un nouveau type de relations avec les malades. Avec une acclimatation aux mœurs locales, aux superstitions. Le tout dans un environnement matériel moins complet que celui auquel il est habitué à l'hôpital. D'où ces réconfortantes consignes d'un médecin à son jeune confrère à l'heure du départ : « À propos, si vous avez besoin d'un instrument, vous trouverez tout ce qu'il faut dans cette armoire ; les seringues sont là, le forceps ici. D'ailleurs, la bonne est au courant [56]. »

Maladies et épidémies

Plus qu'en matière d'argent, il est assurément un domaine où l'administration hospitalière traite les internes de façon honteuse, c'est celui des maladies professionnelles.

Quand tout va bien, les internes en rient et mettent leur avenir en chanson :

Voilà pourquoi, vivant comme ont vécu nos pères,
Pleins d'immense pitié pour toutes leurs misères,
Il faut les secourir,
Et dire avec respect ce grand nom de Bicêtre,
Asile où quelque jour nous trouverons peut-être
Un lit pour mourir !

En 1898, on apprend la mort misérable d'un ancien interne dans un hôpital. La faculté et les salles de garde se cotisent pour payer ses obsèques, sans que l'administration participe. Au contraire, au scandale général, elle refuse de donner un linceul, avançant que le bien des pauvres est inaliénable !

Jusque dans les années 1920, un interne victime d'un accident ou d'une maladie contractés dans le service n'a droit ni aux soins gratuits, ni aux dommages, ni à une indemnité pour sa famille en cas de décès.

Durant le premier siècle d'existence de l'internat, trente-cinq internes sont morts « en service », dont treize de fièvre typhoïde, dix de piqûre anatomique, sept de diphtérie, quatre du choléra et un de la variole.

En dehors des maladies contagieuses, la cause la plus fréquente de mortalité est donc la piqûre anatomique, c'est-à-dire une blessure que, par inadvertance, on s'inflige en pratiquant une intervention chirurgicale ou une autopsie. Certains cas sont demeurés dans les annales de l'internat. Pierre Édouard Bujon, de la promotion de 1839, est interne à l'Hôtel-Dieu quand cet accident lui arrive. Prévoyant son sort, il rédige son testament puis se couche. Deux jours plus tard, il est mort. Jean-Louis Roux-Berger, interne de 1906, porte toute sa vie les traces d'une blessure aux deux pouces qu'il se fit, à l'âge de vingt-quatre ans, lors de l'autopsie d'un enfant mort de méningite tuberculeuse.

N'ont pourtant été comptabilisés que les maladies ou les accidents foudroyants qui désignent d'éclatante façon la responsabilité du travail à l'hôpital. Il faut tout de même remarquer qu'aucun compte n'est tenu de la tuberculose, dont on sait les ravages qu'elle fait parmi les jeunes tout au long du XIXe siècle et du début du XXe siècle. Or les conditions des études médicales, le surmenage qu'implique la préparation des concours, la pauvreté d'une forte proportion des carabins augmentent les risques. La réalité de l'exposition des internes fait d'emblée prévoir des congés de maladie dont la durée est fixée à un mois, avec deux semaines de mieux pour ceux qui partiront à plus de cent lieues, et deux autres encore si le voyage excède cent cinquante lieues (respectivement environ quatre cents et six cents kilomètres).

En regard de tout cela, l'Assistance publique ne fait que des efforts très mesurés. En 1877, elle envisage de créer des chambres particulières pour les internes malades. Puis elle renonce, la solution paraissant trop peu souple. En 1892, elle institue une médaille des épidémies qui récompense les internes frappés par la contagion dans l'exercice de leurs fonctions. Honneur et reconnaissance sans prolongement pratique d'aucune sorte. La pétition de principe reste de rigueur dix ans plus tard, quand l'administration apporte sa contribution financière à l'érection, à l'Hôtel-Dieu, d'un monument aux internes victimes du devoir.

Pourtant, une prévention se met lentement en place. Lorsque, en 1882, les hôpitaux accueillent les victimes de l'épidémie de typhus, une allocation alimentaire exceptionnelle est accordée aux élèves pour les fortifier : un demi-litre de lait ou de bouillon avec du pain, un quart de litre de café, de thé au rhum ou de vin. En 1921, les internes de Claude-Bernard, établissement dévolu aux maladies infectieuses, bénéficient d'une indemnité supplémentaire de contagion de cinq cents francs par an.

L'engagement des internes pour combattre les grandes épidémies, en particulier de choléra, à Paris ou ailleurs, n'est pourtant jamais pris en défaut. Il est même mis en chanson : « Les cocottes ont le choléra, qu'on se le dise dans l'internat. »

Après la Première Guerre mondiale, les internes anciens combattants se trouvent un temps en position de force. Séquelles de la guerre, les maladies professionnelles se multiplient. La grande presse se fait l'écho de ces situations tragiques ou douloureuses, qui laissent les familles sans ressources ou l'intéressé lui-même privé de toute protection contre une incapacité de travail temporaire ou même permanente. Or les internes commencent à considérer que les établissements de l'Assistance publique ne se consacrent plus seulement à la bienfaisance. Avec l'extension de la chirurgie et des spécialités, l'hôpital évolue vers le statut de clinique bon marché. Dans ces conditions, il doit, à son tour, être assujetti à la loi de 1898 sur les accidents du travail. En effet, les établissements de l'Assistance publique ont commencé de recevoir des malades qui ne sont pas indigents et qui acquittent un prix de journée, mais aucun honoraire. Les internes en profitent pour obtenir du directeur une « remise gracieuse » sur les soins. Mais ce n'est qu'en 1926 qu'est instituée l'allocation aux internes victimes d'accidents du travail ou de maladies professionnelles, motivée par la succession d'accidents et par diverses études scientifiques qui ont mis en valeur la surexposition des élèves des hôpitaux.

Au début de 1923, trois internes contractent la scarlatine. L'un d'entre eux décède. En 1925, l'interne Georges Vadon doit être amputé d'un bras, ayant développé une tumeur à la suite d'une piqûre anatomique lors d'une ponction sur une cancéreuse. L'Assistance publique lui attribue une rente annuelle de cinq mille francs. Il meurt l'année suivante. Édith Seiffert, de la promotion de 1935, est affaiblie par une crise de furonculose lorsqu'elle est mise en contact avec un malade atteint de la typhoïde. Elle contracte la maladie et décède. Cette fois, l'Assistance publique doit reconnaître l'évidence de la contagion, car la surveillante du service et une infirmière ont été elles aussi frappées.

Au début des années 1930 encore, l'interne doit, pour être soigné gratuitement dans un établissement de l'Assistance publique, prouver que la maladie relève d'une contagion. Dans le cas de la tuberculose, la preuve est d'autant plus difficile à apporter qu'il n'y a pas d'examen avant la prise de fonction, comme externe ou comme interne, ni même s'il s'agit d'entrer dans un service de tuberculeux (en 1920, onze internes et cinquante-quatre externes travaillent dans des services de tuberculeux). L'administration ne fait rien pour procurer aux victimes des séjours en sanatorium, ce à quoi remédient certains patrons en plaçant l'élève malade comme assistant théorique dans un sanatorium.

> Je suis interne de deuxième année, écrit l'un de ces malades à un collègue, dans le service du Dr Troisier à Beaujon-Clichy. Dans l'exercice de mes fonctions, je suis tombé malade et, atteint de tuberculose pulmonaire, je suis contraint de partir en sanatorium. Je vous prie de bien vouloir accueillir avec bienveillance ma candidature au legs Seligman destiné à venir en aide aux collègues tombés malades pendant leur internat. Je suis marié, ma femme est étudiante en lettres, nous n'avons, ni l'un ni l'autre, de fortune personnelle et avons vécu jusqu'à présent de mon traitement d'interne, de mes remplacements, de leçons et de traductions données par ma femme. Mon séjour en sanatorium nous impose des dépenses importantes en même temps qu'il m'enlève les ressources qui me permettaient de vivre jusqu'à présent [57].

Enfin, en 1936, l'Assistance publique prend des dispositions en faveur des internes en exercice atteints de tuberculose pulmonaire. Ils auront le droit, pendant trois ans, soit à la totalité de l'indemnité, soit au remboursement des frais de séjour en sanatorium, et pendant les deux années suivantes à la moitié de l'indemnité. À cette date, une statistique est dressée qui indique que quatre internes en exercice sont en sanatorium.

Le comité des internes en exercice décide de souscrire pour un lit au sanatorium des étudiants qui s'édifie en Savoie. C'est un signe de la solidarité qui règne entre ceux qui travaillent et vivent en commun, en salle de garde.

Chapitre VI

La salle de garde

La salle de garde est d'abord un lieu exigé par la spécificité des fonctions d'interne. Une chambre, dite chambre de garde, est prévue pour l'interne de garde. C'est là qu'il est censé dormir (ou essayer de dormir) et, plus généralement, se tenir pour être trouvé en cas de besoin. Dans la mesure où, de surcroît, les internes, par définition, vivent à l'hôpital, est adjointe à cette chambre une salle commune où ils prennent leurs repas et peuvent entretenir, entre eux et avec des invités (exclusivement masculins en principe), une sociabilité. C'est la salle de garde. Lieu d'une vie commune on ne peut plus prosaïque et lieu mythique de l'internat.

De la salle de garde au « pavillon des internes »

Selon les possibilités offertes par chaque établissement, la salle se trouve plus ou moins près des chambres dévolues aux internes et se voit complétée par une bibliothèque qui sert de salle d'étude, ainsi que par une cuisine ou un local de service. L'ensemble peut même être regroupé dans un petit bâtiment indépendant qu'on appellera le pavillon des internes, tel qu'il existe par exemple à l'hospice de la Salpêtrière, à l'hôpital Saint-Antoine, dès 1882, ou plus tard à Ambroise-Paré.

À Saint-Antoine, par exemple, les internes sont logés « dans un grand bâtiment isolé, à droite dans la première cour. Un rez-de-chaussée surélevé contient une vaste salle à manger avec piano, flanquée d'une cuisine et d'une bibliothèque spacieuse avec grande table au milieu. Au-dessus, deux étages de chambres [1] ».

Les logements, ainsi que la salle commune, sont généralement considérés par les internes comme médiocres. Nous dirons plutôt qu'ils sont, au moins, fort simples :

> Son logis, après tout, n'était qu'une grande chambre divisée en deux par une cloison, une alcôve plutôt. Ses vêtements, bien rangés, pendaient à des patères, derrière des rideaux de serge verte, soigneusement tirés. [...] Et, dominant la toilette de noyer au dessus de marbre dont le pot à eau, à grosses fleurs, égayait la blancheur froide, des dessins d'amis, des charges de compagnons, faites par le crayon d'un camarade [2].

Simples, donc, voire carrément vétustes. On imagine ce que pouvait être la salle de garde de l'ancien Hôtel-Dieu, située dans un bâtiment d'époque médiévale qui longeait la Seine... Avec la reconstruction de l'établissement, les internes bénéficient à la fin des années 1870 d'une nouvelle installation qui ne les enchante toutefois pas, alors que l'administration en vante le confort et la modernité. Les logements, regroupés au premier étage, donnent sur le parvis de Notre-Dame. Ils comprennent, pour chacun, une chambre et un cabinet de toilette parquetés. La chambre de garde, au rez-de-chaussée, a été particulièrement soignée : cheminée, calorifère, ventilateur et porte-fenêtre à deux battants, véritable lit et non plus couchette. La chambre est séparée par une antichambre d'une grande salle à manger, d'une cuisine et d'une bibliothèque, le tout bien éclairé et ventilé[3]. Cette insistance sur la salubrité s'explique par la comparaison avec la situation déplorable, voire scandaleuse, qui existe (et perdure) dans certains établissements.

En 1902, par exemple, des membres du conseil de surveillance de l'Assistance publique effectuent une inspection des locaux attribués aux internes. Ils constatent qu'à Bicêtre l'installation est très défectueuse et n'a connu que des aménagements rudimentaires alors qu'elle est sise au premier étage de l'ancienne prison. À la Salpêtrière, le pavillon indépendant est jugé, au contraire, assez confortable. On considère d'ailleurs à cette époque qu'il offre les meilleures chambres de toute la capitale, les plus spacieuses, avec la plus belle vue sur Paris. Il faut dire que, dans l'immensité de l'hospice, la place, au moins, n'est pas comptée. Les chambres d'internes sont desservies par un couloir, long de cent mètres, « large, dit-on, à pouvoir y donner des courses de chars ». Au contraire, à Beaujon, force est de reconnaître la vétusté des chambres envahies de punaises. À Saint-Louis, la plupart des internes ont renoncé à loger sur place car les chambres sont humides et malsaines et messieurs les inspecteurs concèdent que les toilettes sont infectes. Les hygiénistes seraient-ils les plus mal servis ?

Les internes des hôpitaux de Paris

Au début des années 1930, le président du comité des internes en exercice s'inquiète encore du logement prévu pour les internes dans les hôpitaux en construction. Devant les réponses dilatoires du directeur de l'Assistance publique, il réclame le soutien de l'association des anciens internes. À cette époque encore, le logement reste une question qui mérite d'être prise en considération.

Justement, un interne de 1939 peint le tableau assez cocasse de son installation à Bicêtre :

> Le logement des internes était dans une bâtisse ancienne, qui était peut-être du XVIIe siècle, une maison basse genre Île-de-France. J'avais une petite chambre agréable, qui donnait sur une cour, avec une basse-cour, des poulets et des coqs, dans un style un peu vieillot. Il y avait un lit d'hôpital, avec une petite table, une ou deux chaises de paille. Ce n'était pas le confort, mais c'était tout à fait habitable[4].

S'il faut donc reconnaître des défauts criants, la satire n'est tout de même jamais loin. Dans l'interminable *Épopée de Bicêtre* (près de six cents alexandrins) que l'interne Jean-Louis Faure compose dans les années 1880, il charge à plaisir la description de la salle de garde, « affreux cabanon », « taudis sans nom », « trou noir » et des meilleures.

Le logement à l'hôpital, qui donne son nom à l'institution et la caractérise, n'a pourtant pas résisté longtemps : trente-cinq ans. Puis les contingences matérielles lui portent un coup sinon décisif, du moins crucial. En 1837, une nouvelle communauté religieuse s'installe à l'Hôtel-Dieu. Pour faire de la place aux religieuses, on est contraint d'expulser treize internes (environ la moitié du total). Ils iront habiter en ville, à leur guise. Pour eux, on invente l'indemnité de logement. Et un principe dérogatoire : on peut être interne et ne pas loger à l'hôpital. En 1902, lors du premier centenaire de l'internat, il y a déjà plus d'internes qui habitent en ville (cent trente-six) que d'internes qui vivent à l'hôpital (cent vingt-huit). Cette situation continue de découler d'un mélange complexe de vœux personnels et de nombre de chambres disponibles dans les différents établissements.

La répartition dans Paris de ces internes logés en ville est tout à fait aléatoire, selon les commodités et les préférences personnelles. On voit des internes partager un appartement, comme Jacques Mialaret et Félix Poilleux, des promotions de 1929 et 1930, qui habitent dans le VIe arrondissement. Sans se faire d'ombre, le premier étant un oiseau de nuit, toujours entre deux fêtes et défis sportifs, tandis que le second est un gros travailleur tôt levé et tôt couché. En dépit de ces différences, tous deux obtiennent à la suite la médaille d'or. Aussi, lorsqu'ils quittent leur appartement en 1935, peut-on lire, en salle de garde, une annonce ainsi libellée : « Appartement à louer rue Madame, reprise justifiée, médaille d'or assurée[5]. »

À partir de 1936, les internes mariés sont externés d'office. C'est que cet état civil a cessé d'être une anecdote pour devenir une réalité d'autant plus tangible que qui dit mariage, dit éventuellement enfants. Près de quarante pour cent des internes en poste sont dorénavant mariés. Ces internes-là ne désirent plus loger à l'hôpital. En 1953, la moitié des internes sont mariés. Ce ne sont plus des célibataires que les hôpitaux devraient héberger, mais des couples et, plus probablement encore, des familles. Aussi voit-on, par exemple, un interne dès 1919 s'aménager un « deux-pièces » dans les chambres désertées de Lariboisière.

Certains commencent à parler avec mépris non plus de la salle de garde, mais du « réfectoire » pour désigner le mode de vie des grands hôpitaux du centre de Paris. L'Hôtel-Dieu, par exemple, dès la fin du XIXe siècle, accueille de très nombreux convives au déjeuner, mais ne compte plus guère qu'une demi-douzaine d'internes logés et les soirées y sont assez mornes.

Il existe encore pourtant des salles de garde à l'ambiance bon enfant et portées sur la blague. Christian Cabrol, reçu en 1950, raconte que le petit et excentré hospice d'Ivry abrite des internes prêts à faire le tour de la ville en fauteuils roulants. Qu'à Saint-Louis, des batailles rangées s'organisent entre la salle de garde de médecine et celle de pharmacie située à l'étage supérieur. Un nouveau sport a été inventé qui consiste à détourner les visites de politesse du 1er janvier chez les patrons pour razzier les cartes de visite déposées puis les afficher en salle de garde sous la rubrique lèche-cul. Les internes inventent même de nouvelles formes de festivités. Un rituel accompagne dorénavant la fin d'internat : l'enterrement de l'interne implique un « éloge », prononcé par un collègue, puis une procession dans l'hôpital au chant du *De profundis... morpionibus.*

Des dessins, des descriptions, plus tard des photos permettent de voir les salles de garde et les chambres d'internes au long des décennies. Le premier album photographique de l'internat, qui regroupera annuellement des clichés de toutes les salles de garde de la capitale, date de 1903. Il offre des vues sur le vif du cadre de vie des internes, ainsi que de sympathiques mises en scène.

Une belle photo du tout début du siècle montre un groupe de six internes (dont une jeune femme) jouant aux cartes. Au centre, l'un a une cigarette aux lèvres, un deuxième verse dans de petits verres du cherry. De part et d'autre, on voit un court pan de mur. D'un côté pendent, tenus à des fils par des pinces à linge, une dizaine de journaux. De l'autre, au-dessus des casiers à courrier, quelques dessins obscènes et les paroles de la *Ballade du directeur* ont été tracés. Par endroits, on distingue vaguement les restes d'un décor antérieur.

Et, sous la plume des frères Goncourt, tout passe à la description : le placard, la fontaine de cuivre, le casier à lettres, le poêle, le lit de l'interne de garde, les serviettes de table remplacées par des taies d'oreiller, le râtelier à pipes, l'ardoise, les tabliers qui pendent aux patères...

À table

Logés ou non, les internes continuent longtemps, par commodité, à passer le plus clair de leur temps à l'hôpital où s'organise leur vie matérielle. Dans les débuts de l'internat, le faible nombre des internes ne permettait guère la mise en place d'une véritable salle de garde où l'on pouvait partager, par exemple, les frais des repas. En 1810, la salle de garde la plus conséquente, celle de l'Hôtel-Dieu, ne regroupe encore que vingt-deux internes.

Mais, rapidement, l'institution prend de l'ampleur

et se structure, à l'exemple des grands établissements de la périphérie comme l'hospice de Bicêtre, dont l'éloignement relatif de la capitale renforce les nécessités de la vie en commun. Toutefois, les problèmes d'intendance persisteront jusque dans les années 1920 pour les tout petits hôpitaux, comme l'établissement complémentaire d'Andral où ne travaillent que deux internes qui ne peuvent, évidemment, engager à leurs frais une cuisinière. Il leur faudra faire une demande expresse au directeur de l'Assistance publique pour que l'intendance de l'hôpital leur fasse partager les repas cuisinés pour le personnel et les malades, plutôt que de leur remettre, conformément à la tradition, des aliments crus, à charge pour eux de les accommoder !

Dès le début du XIXe siècle, l'administration hospitalière a commencé à fournir des denrées aux internes, modestement payés, pris par leur travail et, parfois, éloignés des centres urbains. D'abord, ces dons sont réservés aux élèves de garde. Ils apparaissent dès 1804. Puis ils s'étendent à tous les internes, au moins pour le déjeuner.

Les fournitures en nature de l'administration concernent les aliments, mais aussi le bois : un stère par interne depuis 1805. Ce qui n'est vraiment pas considérable. Très lentement, le chauffage central y suppléera. En 1923, l'administration fera installer dans la salle de garde de Beaujon un chauffage à vapeur !

En 1896, voilà que les internes ont l'idée de demander un dessert pour le dîner. Le service de comptabilité de l'Assistance publique calcule qu'il faudrait compter près de trois mille huit cents francs par an (l'équivalent du traitement annuel de plusieurs internes) pour satisfaire cette demande. Fort de cet argument, le directeur refuse.

La salle de garde

Après la Première Guerre mondiale, l'Assistance publique accepte, du fait de l'inflation et de la cherté de la vie, de fournir aux internes des vivres à un tarif très préférentiel : deux cent cinquante grammes de viande, trois cents grammes de légumes et un quart de vin rouge à chaque repas pour un franc soixante-dix. Puis il est décidé que tous les internes seront nourris gratuitement pour le déjeuner. Mais seul l'interne de garde continue à bénéficier de ce privilège le soir. Des circulaires fixent de façon aussi pointilleuse qu'involontairement comique la qualité de la viande à distribuer, avec sa part d'os et de bas morceaux comptant en plus ou en moins dans la ration, ragoût et pot-au-feu étant considérés comme des exceptions ! Encore passons-nous sur le détail des portions des internes femmes, généralement inférieures d'un cinquième à celles de leurs collègues masculins.

Les plaintes des internes sur l'insuffisance des portions fournies sont innombrables. On chante en 1852 : « Les hôpitaux vous offrent en échange [de votre travail], Et triste table et plus triste logis. Après dîner, l'estomac vous démange. Qu'on est heureux d'être interne à Paris. » Pourtant, élevés dans des collèges ou des internats rien moins qu'avenants, passés éventuellement sous les drapeaux, habitués des bouillons et crémeries pas toujours ragoûtants du Quartier latin, les internes du XIXe siècle ne doivent point être très difficiles devant une assiette. La quantité, d'ailleurs, est objet de litige, plutôt que la qualité. Aussi, en 1900, deux internes de Boucicaut prennent-ils le problème à bras-le-corps. Un jour où l'administration leur a fait remettre, pour assurer cinq repas, douze œufs, quatre boîtes de sardines et deux livres de pain, ils entrent dans la cuisine de l'hôpital par une fenêtre, se servent et laissent un mot pour indiquer ce qu'ils ont pris. Ils seront suspendus un mois.

On se doute que, durant les temps de pénurie, les internes rêveront de la (relative) opulence de leurs prédécesseurs. Jean Debelut, qui était interne de 1937 à 1941, compare l'abondance de l'avant-guerre aux décourageants repas de l'Occupation : une sardine sans huile, du cheval avec des rutabagas... Pourtant, on n'a jamais vu autant de monde en salle de garde que sous l'Occupation car on est sûr d'y manger et de ne pas y souffrir du froid.

On mange et on parle

La vie en commun s'organise donc d'abord autour d'une contribution financière que tous versent pour payer le personnel domestique : une cuisinière qui accommode les denrées en nature fournies par l'administration hospitalière, une femme ou un homme de ménage, souvent recruté dans les hospices, parmi les pensionnaires. On voit sur certaines photos prises dans les années 1920 ou 1930 les internes poser année après année avec l'« employé » de la salle de garde, par exemple Mickey à Tenon, un petit bonhomme disgracié, maigrement moustachu et souriant, toujours au centre des groupes ; à Broca, Jeanne, la plantureuse cuisinière, et Marie, toute petite femme de charge indochinoise. Sans compter de ravissantes jeunes femmes qui n'ont rien à faire là, mais c'est une autre histoire...

L'économe, élu par ses pairs, se charge de l'intendance de la salle de garde. Il est en même temps investi d'une sorte d'autorité — évidemment plaisantée —

pour réguler le déroulement des repas et, dans une moindre mesure, la vie commune. À Tenon pend un portrait de l'économe Dupradeau, en poste juste avant la Première Guerre mondiale, orné de ces fortes maximes : « L'économie est une vertu, mais l'économat est un vice » ; « Ce sont les problématiques rosbifs et les illusoires tournedos servis dans les restaurants de Paris qui font germer dans l'âme aigrie des vieux garçons les ferments du concubinage. »

Le déjeuner est l'ossature de cette existence partagée. Il est censé constituer un moment de détente. « Autour d'une nappe très blanche, plusieurs jeunes gens assis mangeaient. D'une noble soupière montaient des vapeurs délicieuses et les visages exprimaient la santé, la joie de se trouver réunis, de ne plus s'occuper de la mort. Partout traînaient des morceaux de pain blond et des bouteilles allègres[6]. » Si le petit-déjeuner se prend en ordre dispersé, le déjeuner est commun, et tardif, autour d'une heure et demie. Aux internes s'ajoutent quelques externes appelés pour un remplacement ou des « fossiles », anciens internes un temps encore attardés à la salle de garde.

Avant de prendre place, chaque arrivant fait le tour de la table, pressant l'épaule des convives de la main pour les saluer. Qui l'omettrait perdrait toute considération. Il n'y a pas de place désignée, hormis celle de l'économe qui est seul en bout de table et, d'ailleurs, se sert le premier.

Pendant le déjeuner, les sujets sérieux doivent être proscrits jusqu'au café, sous peine d'amende. Le plus souvent, les divergences politiques, les différences confessionnelles sont gommées pour rendre la vie commune agréable. Elles deviennent des sujets de plaisanterie. On fait éclater des pétards sous la chaise des protestants le jour de la Saint-Barthélemy. Les libres penseurs font du chant grégorien avec les catholiques fervents. Si les échanges sont libres, la conciliation ou la réconciliation finale est en principe de mise : on se retrouve « en offrant les alcools ». Les désapprobations, les désaccords, les moqueries se règlent fréquemment lors des « manifestations » qui se font en tapant la table ou l'assiette avec le manche du couteau.

Au contraire, les « histoires de patrons », mises en boîte et autres règlements de comptes sont très appréciés durant le déjeuner. Les patrons sont désignés de sobriquets généralement très cruels et qui auraient de quoi faire frémir leurs patients : Pipette, le Cocu magnifique, Bézuquet, Malikoko, l'Avantageux, Gueule d'acier, Peau de fesse, la Mort, Notre-Dame de la perpétuelle miction... « Bézuquet », justement, jouit de la réputation, hélas justifiée, d'être, et de très loin, le plus mauvais chirurgien des hôpitaux. L'un de ses internes le verra au début des années 1920 opérer une grossesse avec un diagnostic de fibrome. Dans un geste malheureux, il coupe l'une des deux artères utérines. N'arrivant pas à faire de ligature, il laisse à demeure une longue pince qui sort de la cicatrice. L'accouchement, pourtant, se passera bien. Il y a là de quoi faire une merveilleuse histoire de salle de garde.

Souvent, sur les murs, sont épinglés les travers les plus caractéristiques ou les gaffes les plus comiques des patrons. Une caricature représente le pédiatre Robert Debré, qui jamais ne tutoie un enfant, demandant à un nouveau-né : « Veuillez tirer la langue, s'il vous plaît. » Le chirurgien Jules Péan, on l'a dit, a fait le régal de ses internes pendant des années. Ils écrivent soigneusement sur les murs ses meilleures trouvailles. Parmi les aphorismes passés à la postérité à son insu, on appréciera le remarquable propos de clinique chirurgicale (avec l'accent) : « Retirez-vous tous derrière, mâssieurs, car tout le monde est devant et ceux qui sont derrière ne vouaillent rien. » Adoptant sa façon de parler, les internes lui ont attribué, au vu de ses méthodes opératoires très corsées, une devise redoutable : « Je le tailladai, Dieu le guârit. »

Mieux que quiconque, donc, l'interne connaît les manies, les défauts, les emballements, les lacunes de son chef de service. Fernand Widal, très grand médecin, savant et chef d'école, homme courtois et aimable, est aussi réputé pour ses à-peu-près et ses pataquès colossaux. On l'a vu en pleine leçon de clinique, devant deux cents stagiaires, confondre l'aorte et l'artère pulmonaire. Mais le régal de sa leçon hebdomadaire reste pour les internes et chefs de clinique l'énoncé final des références bibliographiques, le maître écorchant impitoyablement chaque nom d'auteur.

Et de se raconter les saynètes les plus mémorables, comme celle qui met en scène le dermatologue Alibert, médecin-chef de l'hôpital Saint-Louis à la fin de l'Empire :

Un jour se présenta un pauvre diable affecté d'éléphantiasis, bien dessiné, bien caractérisé : « C'est superbe ! s'écria Alibert. — Monsieur le docteur, ça peut-il se guérir ? — Je vous ferai peindre. — Mais, monsieur, puis-je espérer d'en guérir ? — Certainement, certainement ; mais je vous ferai peindre. — Pourrai-je avoir un lit dans votre service ? — Il vous en faudrait dix que vous les auriez[7] ! »

En fait, même s'il vaut mieux ne pas être trop craintif pour s'accommoder du ton tour à tour cruel, scabreux ou macabre de la salle de garde, la tolérance est à la mesure de l'intimité de la cohabitation. Jeune Roumain fort timide, Alexandre Negreanu raconte sa première affectation à l'hospice d'Ivry en 1935 :

> Une très petite salle de garde était commune aux internes en médecine, chirurgie et pharmacie. [L'autre interne du service] ne s'entendait pas avec le patron. Il a donc cherché une autre place et je suis resté seul interne dans le service, ce qui doublait mon nombre de gardes. L'AP, généreuse, a doublé mon salaire ! Quand j'ai raconté cela en salle de garde, on m'a écouté dans un silence impressionnant et, tout d'un coup, j'ai entendu tous mes collègues dire : « Tu paieras les alcools[8] ! »

On s'amuse, on s'apprécie, mais aussi on se juge et on se jauge, car la rivalité n'est jamais loin. Parce qu'on est médecin, explique un interne de 1820, on fait « l'étude presque involontaire des aptitudes, des ambitions et de l'avenir des nombreux camarades d'amphithéâtre et de concours[9] ».

En fin de déjeuner, l'économe note les présences pour le dîner. D'autant que les invités viennent le soir. Puis les internes se dispersent, à l'exception de celui ou de ceux qui sont de garde.

Le dîner, à moins d'une occasion spéciale, réunit moins de convives : les internes de garde et ceux qui logent sur place, un ou deux amis éventuellement. On s'attarde un peu à table. Il est assez courant de taper sur le piano et, plus encore, de sortir les cartes pour des jeux qui varieront au fil des décennies : écarté, bésigue, manille, whist, belote... Après la Première Guerre mondiale, le ping-pong fait lui aussi son entrée en salle de garde.

La garde n'est point si drôle et parfois très prenante et, pour être honnête, beaucoup des soirées des internes qui vivent à l'hôpital n'ont rien de bien grisant. Croyons-en Émile Tillot, un interne des années 1850 :

Allons, messieurs, le tapis nous appelle,
L'interne de garde à faire un mort est prêt.
La garde meurt mais jamais n'est rebelle
Pour faire un whist ou même un lansquenet.
Une voix criarde demande à l'instant
L'interne de garde qu'en bas on attend.
Quitter le jeu ! Quelle douleur sans seconde !
Parc'qu'un enfant, dont on n'est pas l'auteur
Fait des manières pour entrer dans le monde
Et se réclame auprès d'un accoucheur.
Puis quand l'interne a fini son affaire,
Qu'impatient, il presse son retour,
La salle est vide ! Et l'on a pris son verre !
Comme il maudit et les femmes et l'amour.

Dans ces cas-là, l'auteur n'hésite pas à attacher son nom à sa création pour la postérité. On rejoint les cas, si nombreux, des internes qui taquinent la muse avec plus ou moins de sérieux.

La médecine est encore un art plus qu'une science. Issus des humanités classiques, les internes se distinguent longtemps par leurs aptitudes dans le maniement des langues anciennes (éventuellement modernes aussi) et leur goût pour la littérature. Cela n'empêche pas que l'interne, honnête homme, soit résolument frotté de science. Achille Flaubert, interne de 1805, professa toute sa vie qu'un médecin devait maîtriser la physique, la géologie, la météorologie, l'optique, la chimie, la botanique et la zoologie.

On ne reviendra pas sur la biographie de Littré, plus porté encore sur l'érudition que sur les lettres. Mais Henri Mondor est le commentateur de Mallarmé et de Valéry, auquel il succédera à l'Académie, Maurice Raynaud, reçu en 1935, sortait de l'École normale supérieure, Jean Delay, reçu en 1929, philosophe de formation, est docteur ès lettres aussi bien qu'en médecine. Nombreux sont d'ailleurs les anciens internes qui, dans leurs mémoires (nombreuses aussi), avouent avoir hésité entre les lettres et la médecine.

Il va longtemps de soi que la maîtrise du latin s'impose pour suivre des études médicales et, dans les années 1930 encore, une dispute sérieuse mettra aux prises partisans et opposants de l'obligation du grec ancien. Quant au Pr André Lemierre, il rêverait, dit-on, de voir les candidats à l'internat départagés par une version latine !

Sur les murs

Les générations d'internes ont écrit et dessiné sur leurs murs : des blagues, des caricatures, des fragments de poèmes ou de chansons. « Les murs étaient couverts de pipes, de photographies et de tableaux bizarres qui représentaient des scènes de charcuterie humaine », raconte Léon Daudet, interne provisoire à la fin du XIXe siècle. On voit, entre mille, à la Salpêtrière, un cerveau doté de bras, de pattes de lézard et d'ailes de papillon, debout sur un crâne, très occupé à débiter la moelle épinière à larges tranches au-dessus d'un bocal de liqueur de Muller. « Au très pané », dit la légende.

Pour être honnête, les internes n'ont de cesse d'avoir barbouillé les murs des locaux qui leur sont attribués. Lorsque les services de santé de l'armée allemande, en 1940, réquisitionnent la majeure partie de la Salpêtrière, les internes dépossédés héritent d'une pièce minable, mais adossée à la bibliothèque (bien chauffée) de neurologie. Qu'à cela ne tienne, Brenier (de la promotion de 1939) portraiture sur les parois tous les habitués de la salle de garde.

Le romancier Paul Bourget raconte qu'à Bicêtre les initiales d'une femme de service sont suivies de la liste des noms des internes qui, année après année, ont été ses amants. L'idéologie de la soumission totale des infirmières au corps médical induit le fantasme des amours entre internes et infirmières. Les frères Goncourt en ont traité dans *Sœur Philomène*. Le Dr Paul Bru (auteur prolifique du *Roman d'un avarié*, de *Bigame malgré lui !*, et autres *En démence* ou *L'Insexuée*), en 1906, lui donne corps de façon mélodramatique dans *Le Roman d'une infirmière*. Ils s'aiment, mais l'interne meurt d'une piqûre anatomique, alors que l'infirmière est enceinte. Elle avorte, mais elle est tuberculeuse. « L'infirmière, c'est moins cher qu'une cocotte, on n'a ni à la loger ni à la nourrir... Rester sages, est-ce que cela nous est possible ? Pas de chez-nous, pas une mansarde comme les domestiques, toujours la promiscuité. Pour échapper aux tristesses de l'hôpital, il faut un peu de plaisir [10]. »

Plus simplement, depuis la création de l'hospice d'Ivry, les internes ont laissé leurs noms sur les murs. Dans l'ancienne salle de garde de Cochin, détruite en

1912, dominaient les caricatures tracées entre copains. En mai 1892, une rixe fameuse y ayant opposé les salles de garde de médecine et de pharmacie, l'événement est commémoré par un panneau intitulé « Savariaud et le potard », qui évoque le coup de poing le plus marquant entre un interne et un pharmacien.

Une couche de peinture neuve, au hasard des travaux d'entretien, faisait disparaître ces vestiges et offrait aux nouveaux venus une feuille blanche où recommencer leur histoire, à la faveur d'une situation drôle, d'un incident ou d'une soirée un peu arrosée. Les événements qui ponctuent la vie renouvellent donc les éléments du décor. Sur les murs de la salle de garde de l'Hôtel-Dieu se succèdent les évocations du bal, en panneaux ou en frises, ces dernières mettant en scène la « chanson des opérés », puis le « défilé des muscles ».

Avec le concours des peintres et des dessinateurs invités, des projets plus sophistiqués voient le jour. Il faut dire que ces messieurs se retrouvent sur bien des terrains et, significativement, pour le bal de 1892, la salle de garde de la Charité choisit une délicieuse affiche où bondissent, se donnant la main, un interne et un élève des Beaux-Arts qui brandit palette et pinceaux.

Les murs des salles de garde reçoivent donc parfois une riche décoration. Dans l'ancienne Pitié, démolie au début du XXe siècle, deux fresques se faisaient face en salle de garde. L'une à l'huile, exécutée en 1859 par un élève des Beaux-Arts, représentait différents médecins en déguisements de carnaval. En 1877, une autre, au fusain, fut ajoutée pour faire pendant. Il s'agissait d'une sortie de bal masqué. À Lourcine-Broca, c'est une parade foraine dont les acrobates, les bateleurs, les jongleurs empruntent les traits des internes du moment. Le chirurgien Jules Péan, habillé en boucher, conformément à sa réputation, est ceint d'un tablier évidemment rougi de sang. La Salpêtrière a mal loti ses internes sous l'aspect artistique puisque la salle de garde se contente au début des années 1920 d'une sombre toile de Bellery-Desfontaines où l'on distingue à peine la mort d'un homme d'armes du Moyen Âge. En face, une mauvaise allégorie de l'entrée en guerre de 1914 achève ce lugubre ensemble.

La salle de garde de l'hôpital Laennec s'orne d'un triptyque au style inspiré de Puvis de Chavannes. Cet « hommage » montre des internes en blouse, tablier et calotte de ratine dans un jardin qui tient à la fois du jardin des philosophes et de celui de l'hôpital. Au centre, une statue de Laennec au pied de laquelle sont assis une femme nue (mais coiffée d'un bonnet) et un fœtus. Bel exemple de la dualité qui domine généralement ces peintures de salle de garde, entre sérieux et plaisanterie.

À Broca, une frise, réalisée dans les années 1920, fait le tour complet de la salle de garde. C'est une sorte de bande dessinée plutôt amusante et d'autant plus grivoise qu'il s'agit d'illustrer la consultation de dermatologie qui caractérise cet hôpital. Boucicaut s'orne de scènes très drôles à la manière de Hansi.

Le plus fameux des décors de salle de garde est probablement celui de la Charité. L'ancienne salle a été aménagée en 1859 par un architecte et seize peintres dont Gustave Doré et quelques représentants de l'école de Barbizon, alors assez en vogue, comme Harpignies. Exécutées sur papier, les peintures ont ensuite été montées en une présentation plutôt complexe. Sur les murs, une dizaine de panneaux :

entre des couchers de soleil et des paysages, on remarque *Les Amours malades* et *Les Amours guéris*, *Le Médecin de campagne*, *L'Herborisation*, *La Femme poursuivie par l'amour*, *Les Apothicaires*. Au-dessus, une frise est composée de quarante-cinq médaillons représentant des médecins et des internes (ainsi que les peintres qui ont participé à la décoration) et venant compléter les portraits de contemporains ou d'illustres anciens qui animent les toiles. Enfin, en haut de la salle voûtée, trois grandes compositions en demi-lune : une allégorie de Velpeau, *Esculape recevant l'hommage des médecins*, par Gustave Doré, et la *Leçon sur le cadavre*. En dépit de cette richesse et de cette complexité, la composition a été décidée au hasard d'une plaisanterie au cours d'une soirée entre les internes et des amis artistes.

Assez de journaux ont parlé avant nous des réunions qui se tiennent dans la salle de garde de l'hôpital de la Charité pour que nous soyons dispensés de recourir à un long exorde. Il semblera sans doute singulier, au premier abord, qu'on aille frapper à la porte d'un hôpital pour y chercher autre chose que des cris de souffrance, pour en rapporter une autre impression que celle de la tristesse, pour y entendre un autre langage que le langage sévère de la science. Une explication devient ici nécessaire.

De jeunes hommes ont pensé qu'on peut concilier les études de l'internat avec des occupations moins sérieuses. L'esprit a d'autant plus besoin de récréation qu'on l'applique à des sujets plus graves.

Est-ce à dire qu'il y a eu préméditation dans

La salle de garde

l'organisation des soirées de la Charité ? Nous ne le pensons pas. Les choses ont trop bien tourné pour que l'imprévu ne s'en soit pas mêlé. Un ami en a amené un autre ; l'esquisse au fusain jetée négligemment sur un mur blanc — l'occasion était tentante — par un artiste absorbé par le *farniente* a provoqué la toile plus sérieuse ; la chansonnette comique et intime a attiré les chanteurs en renom.

Bref, d'un coup ont surgi ces réunions pleines de verve et de sincère camaraderie ; puis, à point nommé, se sont présentés architectes et exécutants pour décorer le local des séances[11].

Dans un effet de mise en abyme, Doré exécute un dessin représentant la salle de garde occupée par une quinzaine de jeunes hommes assis ou debout autour d'une vaste table et plongés dans des conversations par petits groupes. On reconnaît plus particulièrement les internes à leur calot noir et à leur long tablier blanc. Ce dessin, repris en gravure, est publié au début de 1860 dans la presse, contribuant à la notoriété de cette exceptionnelle salle de garde. Elle ne sert bientôt plus que pour des visites et des conférences. Les internes prennent leurs repas dans une petite pièce voisine, « la vraie salle de garde, cintrée, avec des nervures, plus basse que le sol[12] ».

Ces précautions ne la protègent pourtant pas longtemps. (Sa reconstitution est toutefois visible aujourd'hui au musée de l'Assistance publique.) Dès 1890, elle devient vestiaire des médecins et une nouvelle salle de garde est affectée aux internes. À l'exemple de leurs prédécesseurs, ils font appel, pour décorer leurs murs, à quatre jeunes peintres. Deux toiles seront d'ailleurs exposées, en 1892, au salon des Beaux-Arts, *Un intérieur de laboratoire* et *La Contre-visite de l'interne*. Une série de portraits de contemporains est ajoutée, cette fois caricaturaux et agrémentés de commentaires qui relèvent à peu près de la plaisanterie pour initiés. Pauchet, major du concours de 1892, est représenté gesticulant, un immense numéro un à la main. La caricature de Jacques Monod (promotion de 1894) est ornée d'un « Homère n'a jamais existé ; c'est un autre type qui s'appelait comme lui qui a écrit ses poèmes », qui sent son propos de fin de dîner. L'économe Jean d'Herbecourt (promotion de 1897) est croqué alors qu'il s'exclame à l'intention de la cuisinière : « Catherina, allez ouste, rangeons les alcools !... et vivement. »

Les visiteurs de l'art

Depuis l'Empire, les étudiants sont des inconditionnels du théâtre. Et les internes avec eux. On voit Poumiès, interne en 1812, rogner sur son budget pour aller au Français admirer Talma et Mlle Mars. On sait ce que fut la bataille d'*Hernani*. Bref, les internes sortent de l'hôpital pour côtoyer les artistes, mais ils les invitent aussi.

À partir du Second Empire, en particulier, les salles de garde commencent à se transformer en lieux de sociabilité. Lieux bien sûr qui accueillent des médecins et des jeunes. Victorien Sardou, avant d'être père de *Madame Sans-Gêne* et académicien français, était à vingt-cinq ans ancien étudiant en médecine, auteur dramatique très débutant et commensal de Bicêtre.

Les salles de garde abritent aussi des réunions

politiques et accueillent des artistes, en particulier des peintres et des écrivains à la recherche de tranches de vie. Ayant demandé à Gustave Flaubert (fils d'un ancien interne, on le rappelle) de les mettre en contact avec des médecins hospitaliers pour leur prochain roman, les frères Goncourt notent dans leur *Journal* : « Nous avons comme un petit frisson du monde qu'il va nous ouvrir ; nous y sentons un dramatique sans phrases, qui doit faire froid dans le dos, et notre livre grossit dans notre tête jusqu'à nous effrayer [13]. » Hippolyte Taine renchérit dans la fascination : « Ce peuple de professeurs et d'étudiants est curieux, et leurs charognes intéressantes. Bouchers et savants, quel dévouement à l'homme et quel mépris de l'homme [14] ! »

Sentant le soufre et la misère, les salles de garde n'en ont pas moins la réputation d'apprécier le talent, le progrès, les arts. En 1838, Victor Hugo offre des billets aux internes de Bicêtre pour la première de *Ruy Blas*. Quarante ans plus tard, se targuant de la lettre d'accompagnement soigneusement conservée, l'économe de Bicêtre profite d'une reprise de la pièce pour demander des places à l'auteur. Hugo envoie onze billets.

Il est sans doute quelqu'un d'autre qu'on aimerait solliciter pour obtenir des billets, un ancien, Louis Véron, interne de 1820, affairiste pas toujours regardant (mais qui devait les commencements de sa fortune à une pâte pectorale), amateur de petites femmes et directeur de l'Opéra sous le règne de Louis-Philippe ! Mais lors de la première de *Robert le Diable*, opéra de Meyerbeer sous la direction de Rossini, le choléra est aux portes de Paris et les internes ont bien d'autres choses à faire que d'aller écouter de la musique. Heureusement, il y en aura d'autres, ainsi que des ballets...

et leurs danseuses. Revenu à la presse, Véron devait diriger *Le Constitutionnel*, qui publia en feuilletons Sand, Dumas, Sue et Balzac.

Donc on apprécie le talent et on en manifeste de divers. Édouard Cusco, futur chirurgien reçu au concours de 1843, compose et fait représenter à l'Opéra-Comique ses *Filles du doge*. Cela tombe bien, Sigismond Jacoud, interne sous le Second Empire, non content d'être répétiteur de grec, arrondit ses fins de mois en tenant le premier violon dans cette même salle. Ils auront, au XXe siècle, des successeurs : Florent Coste, interne en 1920, qui compose des quatuors à cordes, une messe et un opéra, *Mithridate*. Et dans un registre beaucoup plus léger, Jean Bernard, Pierre Huet et Paul-Louis Chigot, grand défenestreur de piano, tous internes au début des années 1930, qui ont formé le cercle musical de l'Oreille moyenne.

Ce même Jean Bernard, en équipe avec Robert Debré, triomphe en 1933 d'un tandem d'internes, Dreyfus et Worms, pour remporter le concours littéraire des *Annales*.

Les salles de garde prennent parti dans les grandes querelles artistiques. « Nous étions wagnériens dans l'âme, presque tous, et presque tous avec une conviction sincère [15] », raconte un interne de 1898, confirmé par Léon Daudet.

Au temps du naturalisme, l'hôpital est un réservoir de tableaux, d'histoires, de sensations. Les internes, au même titre que les chefs de service, servent de guides aux romanciers. L'exemple le plus célèbre est peut-être celui des frères Goncourt, venus à la Charité et à Saint-Antoine puiser de quoi écrire leur *Sœur Philomène*. Ce qui nous vaut dans leur *Journal*, pour les derniers mois de 1860 et les premiers mois de 1861, puis dans le roman lui-même, quelques descriptions détaillées à l'extrême de la visite du chirurgien Velpeau, de son service et du déjeuner des internes en salle de garde. Et, de même qu'Alfred Hitchcock passait à l'arrière-plan de ses films, Edmond et Jules de Goncourt se glissent dans leur roman sous les traits du jeune homme qui se tient à côté de l'interne au chapitre IX et recueille les avis médicaux. Le résultat ne convainc pas forcément les médecins, en particulier pour ce qui est du portrait de l'interne. L'un d'eux écrit dans une revue sur les arts destinée à ses confrères :

Il n'en est plus de même de l'interne Barnier. Celui-là est resté trop « premier communiant ». Il tient à la fois du bon Samaritain par son habileté à panser les plaies, et de saint Vincent de Paul par l'adoption qu'il fait de l'enfant d'une pauvre femme. Il est aussi d'une délicatesse qui étonne : il met plus de quinze mois à s'accoutumer à l'hôpital et aux autopsies (n'est-ce pas là Jules de Goncourt qui montre le bout de l'oreille ?), il plaisante à peine, il est digne de porter la cornette, et presque de prononcer des vœux. De là une personnalité effacée, morose, insuffisante. Les Goncourt ont, d'ailleurs, vu trop superficiellement les internes : ceux-ci, tous en grisaille, ne « ressortent » pas. Ces paradoxes littéraires [à propos d'une thèse sur la mort] et quelque peu forcés ressortissent plutôt d'internes des asiles. Mais, une fois de plus, si nous en venons à la description pure, nous retrouvons la vision claire, quasi parfaite de la salle de garde. Il n'y a que le caractère de l'interne dont les Goncourt persistent à n'avoir nulle intelligence [16].

Les internes des hôpitaux de Paris

Inutile de blâmer les Goncourt. Il est rare que les littérateurs trouvent grâce aux yeux des médecins lorsqu'ils les dépeignent. La salle de garde n'échappe pas à la règle, quels que soient le soin ou la sympathie qu'on met à la peindre. Académicien français, mais surtout chirurgien et ancien interne, Henri Mondor exprime l'avis mitigé de ses collègues :

> Bien des fois, les salles de garde ont eu à subir l'épreuve aléatoire des descriptions romancées et quelques-unes de ces réunions ont laissé, à des invités de marque, le souvenir d'un foyer intellectuel influent, où l'amour de la liberté, de l'indépendance, de la culture générale et de l'esprit critique entretiendrait de frémissantes célébrations.

Les romanciers — et bien d'autres intellectuels avec eux — sont aussi fascinés par les leçons de Charcot et ses démonstrations sur l'hystérie. Sur la toile que j'ai déjà évoquée qui représente l'une de ces leçons, on remarque au second plan quelques familiers, le conteur Paul Arène et le romancier Jules Claretie (auteur des *Amours d'un interne*) ainsi que le critique d'art Philippe Burty et le philosophe Théodule Ribot.

La longue liste des invités illustres enorgueillit la mémoire de l'internat. Sans trop entrer dans le détail, citons par exemple Verlaine, qui passa environ quatre ans à l'hôpital comme patient et qui fut aussi hôte des salles de garde de Bichat, Tenon, Cochin et surtout Broussais. Il offre certes son portrait dédicacé à l'interne Ernest de Massary (de la promotion de 1891). Mais il porte une estime mitigée à ses collègues. « Pour la majorité qui est aimable, informée, suffisamment attentive, il y en a d'affreux, d'abominables, vraiment ! poseurs et grossiers, traitant le malade en véritable prisonnier, en forçat, du haut de leur col cassé et de leur cravate claire à faux bijou... Un interne, un seul, fut vil et méchant. Son nom retentira quand il faudra. » Le poète dédie donc à E. de Grandmaison (de 1888) tout un poème, honneur dont il se serait sans doute passé, tant pour sa forme, médiocre, que pour son contenu, très désagréable :

Tu fus inhumain
De sorte cruelle.
Tu fus inhumain
De façon mortelle.
Tu fus inhumain
Sans rien de romain.

Tu n'as d'un Romain
De la Décadence,
Tu n'as d'un Romain,
Que ta grosse panse.
Tu n'as d'un Romain,
Que d'être inhumain.

Tu fus dur et sec
Comme un coup de trique.
Tu fus dur et sec
Comme une bourrique
Qui ruerait avec
Un rein dur et sec.
Le pauvre, à ta voix,
Tremblait comme une feuille.
Le pauvre, à ta voix,
Qu'épuise et qu'endeuille

Les internes des hôpitaux de Paris

La faim à la fois
La soif et ces froids !

Et maudis sois-tu,
Selon tes mérites,
Donc maudis sois-tu,
Vil bourreau dodu,
Oui, maudis sois-tu
Suivant ta vertu [17].

Il semble exister une grande marge dans l'idée que les poètes se font des internes, selon qu'ils en ont été les hôtes ou les patients. Max Jacob décrit lui aussi ses *Nuits d'hôpital* :

Ah ! monsieur l'interne, vous paraissiez bon, attentif et humain, pourquoi m'abandonner à demi nu sur une chaise de fer et seul ? Ce n'est pas que je souffre mais dans l'état de faiblesse où je suis quels nouveaux maux ne dois-je pas attendre. Monsieur l'interne ! ce n'est pas ma cause que je défends par cet écrit, c'est celle des pauvres et au nom de Notre-Seigneur Jésus-Christ. Ce n'est pas moi qui suis assis sur cette chaise de fer, ce n'est pas moi, poète célibataire et bourgeois, à qui votre négligence va donner une congestion pulmonaire, c'est à la société tout entière que vous allez donner une congestion pulmonaire. Ah vous ne craignez pas les haines, les vengeances ; vous n'avez donc pas plus peur des hommes que vous n'avez peur de Dieu, monsieur l'interne. Moi, je suis indulgent, vous savez ! Je connais les nuits du travail et de la science, je sais qu'on n'aime pas à être dérangé et qu'on retourne, la corvée faite, à son microscope, à ses découvertes, ou seulement aux études préparatoires du prochain concours ou de la thèse, je sais aussi ce qu'est l'envahissement du fonctionnarisme [18].

Quant à Rémy de Gourmont, il exprime avec force une idée assez répandue qui fait de l'hôpital « une prison pour les malades et un laboratoire pour les médecins » :

> Parmi les gardiens et les opérateurs, il en est de pitoyables, il en est de féroces ; mais les uns comme les autres doivent songer qu'ils sont d'abord les régents et les professeurs d'une école : le malade est le livre qu'on ouvre à la curiosité des petits carabins [19].

Ô tempora... ô mores !

Dès 1804 le vice-président du conseil général des hospices a cru bon de rappeler ces jeunes messieurs de l'internat à leurs devoirs moraux dans un morceau d'anthologie :

> Les mœurs, messieurs, sont d'une trop grande importance en elles-mêmes et en particulier dans les places que vous allez occuper pour n'être pas mises à la tête des conditions exigées des candidats. De quel travail est-on capable quand on est distrait par les plaisirs ? Quelle énergie peut-on avoir quand on est épuisé par la mollesse ? Quelle confiance inspirera-t-on quand on est connu pour avoir sacrifié à des goûts avilis-

sants l'âge le plus précieux pour acquérir des connaissances ? Mais aussi, qui peut refuser son estime au jeune homme qui a le courage de résister aux conseils de sa volupté ? La paix de sa conscience le dédommage de toutes les privations qu'il s'impose[20].

Les internes se trouvent flanqués d'un corps de « médecins inspecteurs surveillants des élèves » qui vérifient la bonne exécution du service (visite, présence dans le service, tenue des cahiers d'observations) et assurent la « police de la salle de garde ». Jusqu'à la monarchie de Juillet, l'institution se maintient, sans excès de zèle, il est vrai. Un peu plus tard, Velpeau, professeur clinique d'accouchement sous le Second Empire, a coutume de déclarer que ses étudiants « font plus d'enfants que d'accouchements ». Son service réunit étudiants et sages-femmes tandis qu'il n'y a pas assez de parturientes pour former tout le monde.

Pour être honnête, tout cela serait probablement bien différent si, aux termes du règlement du service de santé, les visiteuses, quelles qu'elles soient, n'étaient pas interdites en salle de garde comme dans les chambres. Donc, un interne qui n'a pas de logement en ville se trouve bien embarrassé pour recevoir une maîtresse. Tout le monde ayant conscience des inconvénients de cette situation pour des jeunes hommes, on finit par fermer les yeux, à condition que le service et la garde n'en soient pas empêchés. Pleins d'indulgence sont donc le directeur d'hôpital qui préfère avoir la paix, le concierge auquel on graisse un peu la patte, le chef de service qui en a fait autant dans sa jeunesse, l'administration centrale qui n'a à connaître que les abus ayant suscité des problèmes. Si un interne est pris sur le fait, il se défend généralement en arguant de son ignorance ou de son oubli du règlement. Quand il ne prend pas tout simplement les choses à la blague, profitant de la mansuétude du conseil de surveillance de l'Assistance publique.

En 1895, deux internes de Lariboisière sont rappelés à l'ordre par le directeur de l'établissement. Qu'à cela ne tienne. Ils lui écrivent quelques jours plus tard pour l'avertir, « sachant combien il désirait être renseigné sur tout ce qui se passait dans l'hôpital, que plusieurs dames leur avaient rendu visite ». Le conseil de surveillance est un peu estomaqué de ce culot. Il s'est toujours prévalu de « la plus grande bienveillance, note le rapporteur, mais cette indulgence est aujourd'hui tournée en ridicule [21] ».

Les internes de la Belle Époque semblent manquer, plus que leurs aînés, sinon de retenue, du moins de discrétion. En 1894, l'administration les a rappelés à l'ordre par une lettre individuelle. Et en dépit de la création du bal de l'internat dont les préparatifs, parfois scabreux, commencent à l'hôpital, on en est resté à cette mise en garde aimable. Mais, en 1902, ces entorses à la discipline, qui faisaient jusqu'alors partie intégrante du plaisir de la salle de garde, se chargent de revendications. Le centenaire de l'internat, tout à fait par hasard, coïncide avec la nomination d'un nouveau directeur général de l'Assistance publique, Gustave Mesureur. Ce haut fonctionnaire est décidé à faire peser sur la maison la marque de la rigueur administrative. Messieurs les internes sont priés de rentrer dans le rang.

La confrontation se cristallise bientôt sur la délicate question des femmes que les internes reçoivent dans leurs chambres. Le règlement s'est peu à peu assoupi dans une paisible désuétude. À tel point qu'en 1872 Sarah Bernhardt avait pu être l'invitée d'honneur d'un dîner de la salle de garde de la Charité.

Mais voilà que M. Mesureur le tire de son sommeil avec pertes et fracas. Le règlement est le règlement. Tous les articles en restent valables. D'ailleurs, les candidats qui intègrent l'internat l'acceptent en signant leur engagement. Les directeurs d'établissement se voient donc intimer l'ordre de rendre compte de tous les manquements. Conséquence logique, les séances du conseil de surveillance, qui statue sur la discipline, se transforment bientôt en un long mémorandum des turpitudes de la salle de garde. Le directeur général dresse des statistiques par hôpital et par interne : tel a reçu onze fois une femme dans sa chambre, tel établissement a dérogé au règlement six fois en quatre semaines. Et il appelle des sanctions.

Le temps des amendes honorables et des regrets hypocrites est révolu. Dorénavant, la guerre est déclarée. Mesureur, en effet, passe à l'attaque sur tous les fronts. Il a fait relever tous les manquements à la garde en janvier et février et il bat du tambour autour des incidents qui leur sont liés. Il se fait complaisamment l'écho des récriminations des chirurgiens de garde qui trouvent leur tâche compliquée par le manque d'assiduité des internes.

Ceux-ci organisent leur défense. Tout interne pris sur le fait refusera de faire des excuses, d'arguer de son oubli du règlement et de promettre de ne plus recommencer pour s'en tirer avec le minimum de frais. Au contraire, il devra profiter de sa comparution devant la commission du conseil de surveillance pour s'en faire une tribune. Henri Poirier de Clisson et Louis Prat (internes de 1899), multirécidivistes pincés à Lariboisière, déclarent ainsi que, n'ayant pas le choix de leur résidence, ils considèrent leur chambre à l'hôpital comme un logement privé où ils peuvent recevoir qui bon leur semble. Le règlement, ajoutent-ils, est arbitraire et injuste. Auparavant existait une tolérance dont la disparition ne s'explique pas. D'ailleurs, aucune de ces visites, effectuées par des dames très correctes, n'a provoqué de tapage ou de dégât.

On oppose aux internes l'accord tacite qu'ils donnent au règlement en intégrant l'internat. Qui voudrait, réplique l'un d'eux, hypothéquer tout son avenir et se voir privé d'internat, en refusant de faire mine de consentir à ne point recevoir de femmes ?

Chaque nouvelle comparution entraîne une déclaration aussi véhémente au nom de la solidarité entre collègues. Et même, le ton monte. Georges Vivier (promotion de 1900) s'en prend au directeur général en personne et en sa présence, ce qui ne manque pas de courage. « Toutes les réformes sonores pompeusement annoncées au moment où M. Mesureur a pris la direction de l'Assistance publique s'étaient évanouies en fumée, n'osant pas frapper les gros, M. Mesureur a dirigé son effort contre les petits et ce sont les malheureux internes qui, tel le baudet de la fable, ont supporté toutes les conséquences de son activité réformatrice [22]. »

Dans le même temps, les internes sont reçus en délégation. Ils demandent soit la fin de l'obligation de résider à l'hôpital, soit la construction dans tous les établissements d'un pavillon des internes, indépendant et ouvrant directement sur l'extérieur. Tous les internes, sans exception, y seraient logés, mais il deviendrait, du fait des nouvelles dispositions, leur domicile absolument privé.

Les internes des hôpitaux de Paris

Dans leurs revendications, ils ne sont pas dépourvus de soutien. Les chefs de service autorisent la poursuite de leur travail comme si de rien n'était lorsqu'une suspension vient sanctionner leurs audaces. Le conseil de surveillance, d'ailleurs, reste enclin à l'indulgence et doit être à chaque fois aiguillonné par Mesureur pour consentir aux punitions. Certains membres se posent des questions sur le fond de cette effervescence. « Les raisons que l'on donne à ce mouvement ne sont pas toutes à dédaigner. Le règlement est vieux, assez vieux pour avoir été soupçonné de caducité, et c'est tout à coup, alors qu'on pouvait le croire atteint de désuétude, qu'on le réveille dans un soubresaut de sévérité exagérée[23]. » La question est carrément posée : faut-il supprimer la résidence à l'hôpital et le remplacer pour tous par une indemnité de logement ?

En fait, la bataille finit par tourner court et c'est le directeur général qui doit rendre les armes. Le règlement reste en vigueur. Il sera même rappelé par une circulaire de mars 1905 envoyée à toutes les salles de garde. Mais les sanctions retombent à un niveau symbolique. Léon Sourdille, interne à Necker, qui multiplie les infractions, se voit puni d'un simple avertissement. Le défi des internes n'est pas éteint. En 1906, quatre d'entre eux, à Bretonneau, ont organisé un dîner où ne figurent certes que des hommes, mais qui mènent grand tapage jusqu'à quatre heures du matin, réveillant même la rue voisine. Le directeur venu se plaindre est éconduit sous les rires et on urine dans son escalier. Le lendemain, il demande des comptes. « Les internes, répliquent les intéressés, sont chez eux à la salle de garde et libres de faire du tapage jour et nuit, sans s'inquiéter de leurs voisins. Si l'entrée des femmes était tolérée, ils feraient moins de bruit. »

La salle de garde

Aussi recommenceront-ils tant qu'ils n'auront pas obtenu gain de cause. Et trois jours plus tard, ils organisent effectivement un nouveau dîner semblable au précédent. Les quatre insolents ne reçoivent pourtant qu'une réprimande.

Demeuré en vigueur, le règlement reste d'une application difficile, comme le prouve la floraison des circulaires qui, en 1906, 1907, 1908, 1912 et 1920, répètent inlassablement l'interdiction. Nouveau sujet de plaisanterie pour les internes qui en font, à l'hôpital annexe du Bastion 29, le sujet de la peinture qui décore l'entrée de leur petite salle de garde : une belle, en lingerie et fort éplorée, est couronnée de la formidable sentence « interdit aux femmes ».

Il est indéniable que l'indulgence diminue de nouveau après la Première Guerre mondiale. Toutefois, les premiers temps, l'oubli du règlement est généreusement avancé, eu égard aux longues années de mobilisation. Et, effectivement, les internes s'en donnent à cœur joie. Comme en mars 1920, à l'hospice d'Ivry, où, selon le mémoire de l'administration, « les deux internes de service se sont livrés, après un dîner en compagnie de deux femmes qui a duré jusque vers minuit, à un jeu qui s'est prolongé pendant plusieurs heures et qui devait consister à se poursuivre dans le couloir d'une chambre à l'autre, avec de grands éclats de rire et suivant les témoins de "petits cris". Au cours de ces ébats un des panneaux de la porte du logement de M. R. fut défoncé. Le directeur de l'établissement s'étant rendu le matin à la salle de garde rencontra une femme vêtue d'un pantalon qui entra dans la chambre de M. Ra... ; une autre femme aurait quitté la chambre de M. R. le même jour vers huit heures du matin ». Les petits cris et le pantalon font mauvais effet, mais les contrevenants anciens combattants en furent quittes pour un mois de suspension.

Trois ans plus tard, deux internes et un chef de laboratoire poussent l'audace jusqu'à faire tourner les tables après un dîner avec des demoiselles. Les procès-verbaux du conseil de surveillance de l'Assistance publique ne nous disent pas si les esprits firent bouger la lourde table de la salle de garde, mais ils nous apprennent qu'on ne consentit à modérer les sanctions qu'une fois la certitude acquise qu'il n'y avait pas eu d'hypnose !

On constate ensuite une aggravation des peines. Un chahut, une bonne cuite et une altercation avec un employé valent six mois de suspension à trois internes du Bastion 29. En 1935, trois mois de retenue de traitement sont infligés à un interne de Lariboisière convaincu d'avoir reçu une femme dans sa chambre. D'ailleurs, en 1925, un interne de la clinique d'accouchement Tarnier rivé aux gardes comme à un boulet s'est carrément vu débouter après son officielle et respectable demande de recevoir à l'hôpital sa légitime épouse.

Beaucoup de ces incidents mettent en exergue la susceptibilité des internes à l'égard de l'administration hospitalière. Ils jugent qu'elle les exploite et qu'en conséquence il serait peu digne de paraître la laisser se mêler de leur vie tant professionnelle que privée. « Il convient de ne pas oublier que l'autorité de l'administration expire au seuil de la salle de garde. Le personnel administratif et le personnel médical vivent le plus souvent en état de paix armée, sinon de mésintelligence réciproque [24]. »

Le directeur d'hôpital ou l'intendant servent souvent de têtes de Turc lors des soirées bien arrosées. À

La salle de garde

Lariboisière, à la fin du Second Empire, celui-là se voit donc gratifier d'une *Ballade du directeur* composée en son honneur. Et il lègue à ses successeurs ce douteux héritage. Une belle photo datant à peu près de 1900 montre, sur le mur de la salle de garde, la nouvelle version écrite à la craie, en l'honneur d'un directeur nommé opportunément Faure :

> Le directeur est, dans Lariboisière,
> Un très vieux beau accort et pommadé.
> Chez les putains, il apprit la manière
> De rester jeune et toujours parfumé.
> Ami, bouchez votre narine
> Quand vient ce beau pois de senteur
> Plus ça sent Faure, plus j'imagine
> Ça doit sentir le directeur.
> *Refrain :* Emmerdons Faure
> Emmerdons-le gaiement !
> Le directeur, raconte la chronique,
> Est un pilier des maisons de plaisir.
> Il y coula des jours blennorragiques
> Et rien encore ne saurait le tarir...

Le canular sert de moyen de rétorsion à l'encontre de l'administration de l'hôpital. S'estimant mal lotis, les internes de Saint-Antoine transforment leur salle de garde en jardin, non point par un délicat arrangement floral, mais en charriant terre et engrais. À l'Hôtel-Dieu ou à la Salpêtrière, les différends avec le directeur ont une chance de se régler avec le gag du soupirail. Un interne se place derrière un soupirail des caves de l'hôpital donnant à ras de trottoir sur la rue. Puis il appelle à l'aide à faible voix. Quand il a ferré un chaland naïf, il lui raconte une histoire mélodramatique :

il est un pauvre jeune homme que sa famille fait enfermer pour capter son héritage. Le directeur de l'hôpital est complice et le retient prisonnier dans les oubliettes de l'établissement. Quoique affamé et malade, il a réussi par un heureux concours de circonstances à se traîner pour un instant jusqu'au soupirail. Le passant apitoyé peut-il prévenir la police ? Après ce petit numéro, les internes se précipitent là où ils auront la chance de voir passer les agents chargés d'enquêter sur les méfaits du directeur. Les internes de la Pitié, pour leur part, ayant eu maille à partir avec leur directeur, se vengent en assortissant les certificats de décès de la mention « soupçon d'empoisonnement ». Cette réserve oblige à procéder à une autopsie en présence du directeur de l'établissement. Et le voici en toute occasion réduit à un rude spectacle.

Se mettant à l'école du grand Charcot, les internes de la Charité inventent le « puits somnambulique », joyeuse fumisterie combinée avec de prétendus hystériques. Mais c'est peut-être à l'un des élèves préférés de Charcot que revient la palme de l'invention et de la persévérance dans la farce et la mystification. Édouard Brissaud, ayant eu des démêlés avec le directeur de la Salpêtrière, s'injurie lui-même sur les murs : « Brissaud est une brute et un ivrogne », puis court se plaindre à qui de droit, accusant le directeur de favoriser ces attaques. Il aime d'autre part abattre à coups de revolver les pots de chambre que les vieilles gâteuses de l'hospice font sécher dans les cours et accabler de descriptions affolantes de nouvelles maladies contagieuses les visiteurs étrangers de son patron, ce qui ne l'empêche pas de cacher au passage leur parapluie, leur pardessus ou leurs caoutchoucs.

Rien d'étonnant à ce que chefs de service et directeurs d'établissement portent sur les internes des appréciations dictées par des critères parfois très différents. « Excellent, très dévoué, très intelligent, très travailleur, a rendu des services inestimables », claironne un chirurgien à propos de son interne en 1927. « Je ne puis, écrit en dessous le directeur de l'hôpital Hérold, recourir à l'hyperbole pour exalter les mérites de M. V. qui m'ont paru assez ordinaires dans le service. En dehors du service, sa moralité a été fâcheuse et son dédain du règlement administratif complet[25]. »

Certains poussent le dédain si loin que les chefs de service, pourtant indulgents, voire solidaires, sont obligés d'y aller d'un rappel à l'ordre. « Excellente, zélée, travailleuse, dit de son interne un médecin de Laennec au début des années 1920. Mais ignore absolument l'administration, ne se croit tenue à rien envers elle et fait preuve à cet égard d'une très regrettable désinvolture inconvenante[26]. »

Les « tonus »

La venue ponctuelle des maîtresses des internes ne représente qu'une suite de détails en comparaison des soirées qui se déroulent en salle de garde. Souvent improvisées, celles-ci sont aussi fréquentes pour des fêtes de fin d'année, pour des adieux qui précèdent les changements de poste et, bien sûr, juste avant le très célèbre bal de l'internat.

Pris entre la fatigue, les responsabilités et les duretés de l'hôpital pour indigents, les internes, évidemment, apprécient de se changer les idées. Au nombre des festivités figurent les « tonus », qui sont des petites fêtes entre amis. Existent d'autre part les

Les internes des hôpitaux de Paris

« dîners améliorés » où les invités et les internes sont appréciés pour les chansons qu'ils interprètent ou les histoires, les sketches qu'ils connaissent.

Les serveuses, affairées, raconte un interne de 1914, sauvaient du tohu-bohu ce qu'elles pouvaient des grosses assiettes intactes et ramassaient les débris des autres. Les alèses, en guise de nappes, buvaient çà et là les flaques de glace au kirsch ou de champagne. Depuis plus d'une heure, bien avant la fin du service, les harangues suivies de bans, de triples bans, dévalaient et déjà le vieux piano, qui en avait vu d'autres, ahanait sous les lourdes mains moites qui plaquaient des accords. Dans l'air, enfumé comme celui d'une taverne et où transparaissaient encore les fresques licencieuses aux motifs phalliques, les chansons à boire se succédaient traditionnellement. À tour de rôle, un des internes se levait et entonnait un couplet, aussitôt soutenu par les meilleures voix de la salle de garde. Au refrain, tout le monde, y compris une demi-douzaine de copines, gueulait et scandait en martelant les tables avec les manches des couteaux ou les fonds de verres[27].

On trouve aussi des tonus « à thèmes », comme le tonus pelvien, qui se dispense de commentaire, ou le tonus-bolide des années 1920-1930 qui se pratique volontiers sur l'autodrome de Montlhéry : tout y passe, de la course de lenteur à la parodie de concours d'élégance. Le tonus-bolide est à tout prendre l'héritier des courses à bicyclettes qui défraient la chronique de l'internat à la Belle Époque ou des cavalcades nocturnes organisées à grand renfort de chevaux de l'Assistance publique par Paul Thévenard, un interne de 1892, au moins aussi fou de sport équestre que de médecine. Intronisés pur-sang pour l'occasion, les bons chevaux de trait de l'Assistance publique galopent de leur mieux sur la piste macadamisée du chemin de ronde de l'hôpital Cochin. « Chevauchées épiques, festins orgiaques », commente l'administration. Bigre ! Cet hôpital Cochin est décidément bien amusant. Sous les bâtiments, on peut accéder à de vastes carrières que les internes ont annexées en « salon d'été » et qui communiquent avec les catacombes. On dit aussi qu'on pourrait, par des souterrains, gagner les sous-sols de l'Observatoire et uriner dans les pluviomètres...

Sont parfois reçus en salle de garde les grands patrons, venus prendre un air de nostalgie en même temps que de gaieté. Ce sont les dîners de patrons et rendus de patrons. La salle de garde de la Salpêtrière a fini par recevoir le nom de « Charcotière » quand on apprend que l'éminent savant y a accueilli lui-même le directeur de l'hospice venu réclamer un peu moins de tapage lors d'un dîner trop animé.

Les spectacles sont sans doute plus rares que les improvisations, malgré la vie en commun, à cause du lourd travail de préparation qu'ils requièrent. On connaît toutefois quelques exemples. Pour le réveillon de 1883, les internes de Saint-Louis ont monté un « opéra polymorphe », intitulé *Louis IX*, auquel participent même des artistes professionnels. Il s'agit d'une composition à beaucoup de mains, la veine créatrice de la salle de garde ayant été excitée par la rivalité amoureuse de deux collègues épris de la même malade. Circonstance très probable, à en croire la description faite par un interne d'un hôpital, dédié, on le rappelle, à la dermatologie et à la vénérologie. « Il recevait toutes les filles publiques de la rive droite de la Seine, malades bien turbulentes et indisciplinables. N'étant pas retenues au lit, ces filles passaient leurs journées dans les promenoirs, à rire, chanter, à danser entre elles [28]. » La recette de quatre cents francs ira à des femmes nécessiteuses sortant de l'hôpital avec un diagnostic de syphilis. Gageons que ce pécule, hélas, fut vite mangé.

En 1938, c'est une revue qui, malgré son titre d'actualité *(Fuhrire... Fuhrire !)*, est un montage de grands « classiques » de l'internat : chansons, mises en boîte des patrons, parodies de délibérations de jurys et jeux de mots grivois. À commencer par le tableau des films à ne pas manquer : « *Si j'étais le Patron* ; *Cinq sous pour la voir raide* ; *Les Loups entre eux* (avec rien que des étoiles) ; *Légitime défense* (ou l'histoire d'un pneumothorax) ; *Ceux de demain* (avec tous les agrégés) ; *Les Passeurs d'hommes* (avec tous les patrons) ; *La Bataille silencieuse* (avec toute la Faculté) ; *Les Bas-fonds* (film urologique) ; *Caravane* (le film du service Minet) [29] ».

Pour le cent-cinquantenaire de l'internat, la salle de garde de l'hôpital Broussais joue un sketch intitulé « Les grands ancêtres ou l'internat avant 1802 ». Le latin de cuisine est à l'honneur, mêlé, signe des temps nouveaux, à l'anglais. La grande préoccupation ? Publier pour se promouvoir.

Le récitant : l'ère chrétienne, mes frères, dès son avènement, trouve l'Interne déjà auréolé de la calotte blanche, ses yoyos de buis fermant chastement sa blouse de lin virginal, tandis qu'un fin tablier ceint sa taille à la demande.
Scène IV. Hippocrate, l'interne.

La salle de garde

Hippocrate. — Quid, fili mi ?

L'interne. — Hesito between medicina et chirurgica.

Hippocrate. — Hum. I see... What is your name ?

L'interne. — Papyrophagus junior.

Hippocrate. — Adjuvat, prosperat, prosectorat et demerdat, amen. Ego te nomo rapportor ad acta medica.

L'interne. — Ego autem non sum patronis filius !

Hippocrate. — Nihil obstat. Tôt ou tard dans l'anonymat tu concourras.

L'interne. — Et nosco nihil about medicina !

Hippocrate. — Aucune importance. Facere novam medicinam cum altis libris. Tout a été écrit mais tout n'a pas été lu, c'est ça qui permettra de publier. Publiamus fili mi, tu écris et je signe. D'acc ?

Outre la présence de femmes, par surcroît pas toujours très vêtues, toutes ces soirées sont en général l'occasion d'un chahut assez peu compatible avec la vocation des établissements hospitaliers. Et il n'est pas rare que tout cela finisse par des dégâts, ne serait-ce qu'un traditionnel bris de vaisselle, que messieurs les internes sont priés de rembourser. Dès 1875, l'économe de l'hôpital Lariboisière a inauguré un « cahier des dégâts commis par les internes lors de leurs chahuts ». Mais tous s'abstiennent soigneusement de mettre la main à la poche, en particulier lors du changement de poste, puisqu'une salle de garde n'est pas solidaire des dettes laissées par la précédente. En 1908, 1935 et 1948, l'administration tient pourtant à rappeler que l'inventaire des objets et du mobilier des salles de garde est dressé et que leur intégrité est placée sous la responsabilité des économes de salle de garde...

En salle de garde, une bonne soirée ne se conçoit donc pas sans beaucoup de bruit, dont de la musique et des chants, un gros chahut et, à l'occasion, un peu de scandale. S'il ne suffit pas de casser la vaisselle, c'est éventuellement le piano que l'on passe par la fenêtre. Ou on se contente de le sortir hors de la salle de garde pour accompagner un chœur puissant qui interprète *Les Trois Orfèvres*, ou toute autre création de circonstance qui partage avec ses illustres modèles une grossièreté sans phare qui le dispute allègrement à la pornographie. La chanson peut être donnée en aubade à un administrateur ou au pharmacien qui loge à l'hôpital. Cette personnalisation permet d'heureuses variations autour du nom, de la personnalité ou des mœurs supposées de la victime. Ainsi, un jour d'octobre 1928, les internes de Bicêtre traînent le piano hors de la salle de garde, à minuit passé, et « s'adressent à M. Poirot en des termes aussi déplacés que familiers et lui offrent sous ses fenêtres l'aubade d'une chanson en honneur dans les salles de garde ». Le pharmacien ne se montre ni ne répond. Les internes décident de finir la soirée par un charivari soigné avec concours d'obscénités. Résultat : un mois de fermeture de la salle à manger et de la cuisine de la salle de garde.

Lors d'un dîner d'adieu en 1888 à Tenon, les internes fracassent la porte du vestiaire et réduisent en lambeaux les vêtements d'un chef de service. Suspendus vingt jours sans traitement, ils doivent en outre payer quatre cent onze francs de frais. Plaisanterie que tout cela. À Trousseau, les salles de garde de médecine et de pharmacie sont en guerre ouverte et échangent des coups de feu ! On relève même un blessé. L'administration décide des travaux de déplacement qui éloigneront les deux salles l'une de l'autre et avertit : si les combats reprennent avant la fin des travaux, les deux salles seront fermées !

À côté de ces empoignades tragicomiques existent des rivalités plus plaisantes et forcément éphémères entre les salles de garde de médecine des différents hôpitaux. On parle entre soi de « ces messieurs de la Charité » ou des « pachas de l'Hôtel-Dieu ». Mais ces rivalités font parfois des morts ! Parmi les victimes, le cochon mascotte de Bicêtre, enlevé par les internes des Enfants-Assistés qui le pendent à la porte de leur salle de garde pour le saigner ! Au directeur de l'hôpital venu leur demander quelques explications, ils répliquent tout bonnement qu'il s'agit d'une plaisanterie qui a dû être différée « à la suite de circonstances indépendantes de leur volonté[30] ».

En 1950 encore, la salle de garde de Tenon est mise au pillage. Les responsables ne sont pas identifiés ? Qu'à cela ne tienne ! Tenon se venge sur l'Hôtel-Dieu et Saint-Antoine !

Le chahut ou les expéditions punitives peuvent toujours dégénérer. À preuve le numéro de septembre 1937 du *Papier vert*, la feuille d'information des salles de garde, qui demande aux collègues de modérer leurs descentes nocturnes. On est prié de s'en tenir au vol des bannières, « clouées ensuite en salle de garde en guise de trophées », et d'éviter de casser les portes, d'entrer dans les chambres privées et de voler le matériel de l'Assistance publique. Mais le même *Papier vert* annonce quelques mois plus tard :

Les internes des hôpitaux de Paris

Les internes de l'hôpital Rothschild [qui ne fait pas partie des hôpitaux de Paris] viennent de prévenir le Comité [de l'association des internes] que les bannières dérobées il y a quelques mois dans divers hôpitaux sont tombées « toutes seules » [!] en leur possession.

Le Comité laisse le soin aux salles de garde intéressées de récupérer leur bien avec les manifestations qui semblent s'imposer.

Les mystifications sont aussi très goûtées, à commencer par le plâtre inutile qui fait florès parmi les élèves des hôpitaux. Un tout petit peu plus subtil, les chaussures rétrécies par du papier : la victime (de préférence l'interne de garde tiré du lit abruptement), à son réveil, ne peut se rechausser. Aussitôt, une bonne âme laisse gravement tomber un diagnostic d'albumine.

Chansons... de salle de garde

En salle de garde, qui dit soirée dit chansons. Chansons de salle de garde, bien sûr, genre en soi.

À en croire les bons auteurs, les étudiants, de leur temps, étaient toujours plus gais, plus authentiques, moins embourgeoisés. On se doute de la valeur de ces comparaisons. Mais il y a un domaine où l'internat peut être soupçonné de décadence dans la créativité, c'est celui de la chanson de salle de garde.

La transmission de ces chansons est par nature orale : on apprend en chantant avec les autres. D'autant plus que l'impression et la diffusion de ces chansons, licencieuses et plus souvent encore pornographiques, sont demeurées longtemps passibles du tribunal correctionnel. Si, sur le moment, cela ajoutait à leur attrait, c'est maintenant un obstacle pour retracer leur histoire. Mais, qu'on se rassure, le texte en a été conservé par la tradition ! Ainsi, d'ailleurs, que par des éditions « en chambre » dont *L'Anthologie hospitalière et latinesque*, parue en 1911, qui sert souvent de référence pour l'établissement des recueils ultérieurs.

Par son existence et son titre, cette anthologie révèle beaucoup d'éléments précieux. D'abord, si la salle de garde a son folklore médical, elle n'a pas le monopole de la chanson paillarde qu'elle a en commun, au moins, avec les autres étudiants, particulièrement ceux des Beaux-Arts, qui ont la réputation de partager avec les carabins une connaissance anatomique approfondie. Pour ne rien dire des autres milieux (chansons de soldats, de marins, chansons à boire, etc.). Ainsi, certains classiques, comme *Les Trois Orfèvres*, *Les Chevaliers de la Table ronde* ou *Les Filles de Camaret*, ne sont pas spécifiquement des chansons de salle de garde.

Sont davantage des créations de l'internat les chansons qui dépeignent la condition de l'interne ou ses amours, avec en général force détails anatomiques et médicaux. Certaines sont identifiées à un hôpital dont elles prennent le nom. Ainsi la *Chanson de Lourcine* (ancêtre de l'hôpital Broca), aussi pérenne que drôle :

De l'hôpital vieille pratique
Ma maîtresse est une catin
Sa diathèse syphilitique
Fait perdre aux docteurs leur latin
Mais moi, vieux pilier de l'École,

Les internes des hôpitaux de Paris

Je l'aime à cause de son mal. Oui, pour son mal.
Nous sommes unis par la vérole
Mieux que par le lien conjugal.

Ou celle de Saint-Antoine qui, nous dit la chanson, avait un cochon dont il faisait un usage que je
laisse au lecteur le soin d'imaginer. Avec moult détails
puisque cette chanson est une scie de salle de garde,
c'est-à-dire une interminable chanson descriptive ou
narrative. Elle compte vingt-neuf couplets. La *Chanson de Bicêtre* alterne pour sa part de moralisateurs
couplets sur la fuite du temps avec un refrain beaucoup
plus gaillard s'attachant aux vicissitudes de la virilité
et de ses performances. On remarque, au passage, que
les internes de la seconde moitié du XIXe siècle mettent
volontiers la syphilis en chanson, traduisant bien l'ob-
session de leur époque, mais s'en démarquant aussi en
refusant de prendre les maladies vénériennes pour la
malédiction finale d'une race décadente.
L'autre point intéressant concernant l'*Anthologie*
est qu'elle est le premier recueil de quelque importance
de chansons de salle de garde. Elle a été composée
par Edmond Dardenne, pharmacien de son état (et non
médecin, d'ailleurs), et surtout libraire « en chambre »
spécialisé dans la diffusion des ouvrages et manuscrits
pornographiques. Une date accompagne chaque chanson, permettant d'en deviner un peu l'origine. On
constate que la grande veine de création des « stan-
dards » de l'internat se place entre 1850 et 1890. Une
époque où l'internat connaît une importante sociabilité
à la fois entre internes et avec de jeunes artistes. Par
la suite, les chansons inventées auront beaucoup plus
de mal à entrer dans un folklore général et durable
et resteront cantonnées au cercle restreint de leurs

compositeurs et premiers utilisateurs. Les mélodies sont souvent des reprises, mais les textes sont généralement originaux. On remarque quelques exceptions, comme la transformation des *Obsèques du capitaine Morpion*, texte publié par Théophile Gautier en 1864, qui devient en salle de garde *De profundis morpionibus*. Le pastiche peut faire les beaux jours de la salle de garde. Victor Hugo est à l'honneur : « Mon père, chirurgien au bistouri si doux », « Ô ministres libidineux ». Ou Vigny :

> Oh ! trois fois malheureux celui qui, sur la Terre,
> Est soumis au labeur d'un concours trop austère.

Il y a aussi beaucoup de chansons de circonstance qui, au même titre que les caricatures ou les notes sur les murs de la salle de garde, relèvent d'une sociabilité intime. La visite de l'hôpital Saint-Antoine par les conseillers municipaux en 1890 nous vaut un refrain sur les con-seillers, venus con-trôler, con-vaincus, etc. Sont aussi évoqués le concours d'agrégation de 1910, le déménagement de la Charité en 1908, le découpage de Paris en circonscriptions hospitalières... Toutes ces demi-improvisations se font sur la reprise ou l'adaptation d'airs connus ou en vogue.

Enfin, des scies, souvent plus drôles ou nostalgiques qu'obscènes, évoquent le travail de l'interne et la vie de la salle de garde. C'est le cas des *Plaisirs de l'internat* qui dévide, non sans humour, les heurs et malheurs de l'interne de 1852 en les ponctuant d'un refrain bissé « Qu'on est heureux d'être interne à Paris ». La nostalgie est de mise, qu'il s'agisse des *Adieux à ma calotte*, de 1864, ou du *Dernier Jour de garde* : « Que de regrets ! Mes quatre ans sont finis ! »

Les internes des hôpitaux de Paris

Le bal

Le célèbre bal de l'internat, pour sa part, ne date que de 1897, même s'il se situe évidemment dans le droit fil des grands bals étudiants et, pour les déguisements obligatoires, dans la tradition du bal de l'Opéra. Les débuts sont pleins d'une sympathique spontanéité. « Les internes, porte le premier carton de 1897, invitent M... à venir jouer gentiment à Bullier le 18 octobre vers neuf heures et demie. Costumez-vous le plus possible [31]. » Dès l'année suivante, le bal prend de l'ampleur : « Madame, les internes en médecine de Paris vous prient de venir égayer de votre présence leur réunion bizarre et hétéroclite qui aura lieu à Bullier, le 17 octobre, et qui, sans vous, n'aurait aucun charme. Aboulez-vous entre neuf heures et demie et minuit. Le costume est rigoureusement obligatoire. L'on soupera. » « Le programme est de rigoler », stipule l'année suivante le carton qui précise en outre : « Le domino et autres costumes de voyeurs sont formellement interdits. » Au fil des années, à ces prohibitions toujours maintenues, s'en ajoutent d'autres : le maillot de bain, les talons aiguilles, ainsi que tous les déguisements trop faciles. « Seront impitoyablement refusés, prévient le carton de 1902, les costumes de pierrots, polichinelles, avocats, marlous, blouses, moines, cyclistes et autres déguisements idiots. Le comité prévient tout mâle qui aurait l'intention de pénétrer à l'aide d'une carte et d'un costume féminin que le contrôle aura la main vigilante. »

Toutefois, rassure le même carton, « si l'un de ces personnages était indispensable à la figuration d'un cortège, son économe devra le faire admettre lui-même ». En effet, la grande caractéristique du bal de

La salle de garde

l'internat, c'est que les salles de garde des différents hôpitaux convergent en cortège à travers Paris. À l'avance, chaque salle choisit un thème qu'elle illustrera avec les moyens du bord, augmentés de concours extérieurs. Le soir dit, les préparatifs battent leur plein en salle de garde, occasion d'un joyeux dîner. Ensuite, les internes régalent les badauds qui ne sont pas frileux (le bal, qui se déroule d'abord en octobre, prendra ensuite place en décembre) de leur loufoquerie et de leur licence, sous l'œil bienveillant de la maréchaussée. Dans les années 1900, les salles de garde dessinent des bannières et définissent des emblèmes qui leur resteront durablement. Necker où un médecin de Molière passe au pressoir un patient qui dégorge des pièces d'or, Laennec où un bouddha féminin en position du lotus est fort occupée d'elle-même, Tenon où Dieu arrache une côte à Adam pour la donner à un amour qui trouve tout cela très drôle, Broca et son centaure très chenu...

En 1909, l'invitation pour les femmes s'orne d'un charmant poème :

Ma chère,
Que ton minois frais
À notre bal daigne apparaître.
D'un costume crains-tu les frais ?
Eh bien, tu n'as qu'à n'en pas mettre.

À en croire les illustrations des invitations et des affiches, toujours plus crues et même violentes, le bal de l'internat est devenu le royaume du nu et l'empyrée de la débauche. Sa réputation sulfureuse n'est plus à faire. En 1902, l'hôpital des Enfants-Malades défile sur le thème des préservatifs !

Les internes des hôpitaux de Paris

Les thèmes du bal s'inspirent souvent de livres ou de l'actualité, mais aussi de calembours. À la Belle Époque, la Maison Dubois choisit ainsi d'illustrer l'âge du bois dans une série d'évocations : garde des bois, dame au loup qui sort du bois, prêtres des bois, Belle au bois dormant, visage de bois, à la cloche de bois, les bois de justice... Tandis qu'en 1899, en pleine guerre des Boers, Beaujon donnait le mariage de Kruger et de Victoria.

Jusqu'en 1934, a siégé, avec voix consultative, au comité du bal, Taupin, artiste raté mais parasite réussi et indécollable de la salle de garde Cochin. Avec son allure de mousquetaire vieillissant, il est un grand spécialiste des chansons de l'internat et auteur de livres sur les ex-libris médicaux et de fascicules sur le bal de l'internat...

Après la Première Guerre mondiale, le devenir du bal est en suspens, pris entre les feux croisés des exigences moralisatrices d'un pays victorieux mais endeuillé et l'aspiration à rattraper le cours d'une jeunesse gâchée. De fait, le bal redémarre de plus belle en 1921. À cette restriction près que la convergence des hôpitaux à la salle de bal s'effectue désormais en autobus pour plus de discrétion. D'autre part, il apparaît de plus en plus comme le défouloir des candidats du concours (il se tient à la suite des trois jours d'épreuves écrites) et est un peu boudé par les internes en exercice parmi lesquels il compte même des détracteurs, comme en témoigne cette lettre de 1928 :

Le bal se continue ensuite dans la rue, où il est alors absolument public : on peut voir, sur plus d'un boulevard, des énergumènes pris de boisson, criant à tue-tête, à peine habillés ou pas du tout, accompagnés d'une bande de grues dans la même tenue, et ceci sans que la police intervienne, car ce sont des internes ou des externes. C'est du propre et c'est profondément injuste.

Mais un autre lecteur répond :

Les origines du Bal de l'Internat sont tout aussi anciennes, tout aussi respectables, que telles et telles traditions de nos grandes écoles. Le Bal de l'Internat a un caractère bien français ; il est dans les traditions de la franche gaieté gauloise, à laquelle vient se mêler l'esprit latin de sel attique assaisonné partout.

Il s'attire à son tour une réplique :

La tradition artistique ne se perd-elle pas ? Les réalisations esthétiques, si brillantes avant la guerre (à en juger par ce qui a été conservé), ne sont-elles pas nettement en décadence [32] ?

Un beau projet illustré de cortège, « le défilé des muscles », contredit ce dénigrement en montrant la grivoiserie mais aussi la drôlerie d'un cortège où chaque sujet et saynète illustre avec imagination les noms des muscles.

En 1925, le thème étant la mythologie, André Derocque (promotion de 1923), jeune officier d'infanterie reconverti dans la chirurgie, révolutionne les abords de son hôpital en figurant Hercule, « vêtu » d'une simple massue. À la grande joie de ses camarades et des passants, les agents de faction lui font une haie d'honneur de leurs pèlerines jusqu'à l'autobus qui

Les internes des hôpitaux de Paris

l'emportera vers Luna-Park. Mais il se fera fort d'effectuer tout le voyage à la porte...

Une fois arrivées à bon port, les salles de garde organisent un défilé en bonne et due forme, au pied des « loges » décorées par leurs soins.

Les hôpitaux avaient construit chacun une loge faite de toile peinte, avec une fantaisie burlesque et bouffonne que ne bridaient ni respect ni pudeur. C'est dans ce décor, dans la salle pleine de déguisés de toutes sortes qu'au son des trompettes commença le défilé. Il s'avança en bon ordre tandis que l'orchestre jouait la chanson de chaque hôpital à son passage, vieilles chansons gaillardes dont les refrains étaient repris en chœur.

Bicêtre ouvrait la marche avec un char représentant, sous un palmier verdoyant, les singes du Dr Voronoff, suivi de l'ardente troupe des greffés rajeunis, des pauvres singes et de quelques ratés. Le refrain de la chanson *On ne peut pas aimer toujours* était bien de circonstance.

Tenon, avec ses Chinois et ses éléphants, évoquait l'opium et ses paradis, tandis que l'armée de Necker, en chantant *Le Curé de Saint-Sulpice*, défila fièrement en brandissant des sondes menaçantes.

Laennec avait élevé un char à la mouche cantharide. En haut du char, une aimable fille vêtue de petites ailes vertes faisait se cabrer un fougueux coursier.

L'hôpital des Enfants-Malades présentait les vermifuges et fit défiler de beaux grenadiers et des nounous agiles, acharnés à détruire les œufs d'ascaris. Saint-Antoine avait organisé le défilé des Simples et Broca le défilé des Baumes. Cochin représentait la Purgation, Broussais-Boucicaut les Injections. Lariboisière célébrait la fougère mâle en montrant Persée à l'aide de capsules s'apprêtant à délivrer Andromède des attaques du *Toenia solium*, vers solitaire qui s'en allait d'un bout de la salle à l'autre.

Beaujon précipita sur un air de gigue des Écossais, petits jupons et jambes nues, appelant à leur secours les Emménagogues. La Pitié en l'honneur du gui fit défiler Vercingétorix à cheval à la tête de ses guerriers et l'Hôtel-Dieu, à propos de l'Héliothérapie, commenta à sa façon la *Chanson de la Petite Charlotte*. La Charité, pour vanter les bienfaits de la Fleur d'oranger, avait organisé un grand mariage fort correct, sauf que le suisse n'était guère vêtu que de son tricorne et que le marié avait oublié de mettre un pantalon. Quant à Saint-Louis, c'est la lutte antisyphilitique qui l'avait inspiré. Tandis que l'orchestre jouait *Le Grenadier de Flandre* passèrent les victimes célèbres du grand mal. Ensuite venait le Dr Metchnikoff, armé de son pinceau, tandis que saint Sébastien, criblé d'aiguilles, représentait le malade moderne.

Le tout dura jusqu'à la fin de la nuit : concours de beauté, concours de costume, rien ne manqua[33].

Les années folles marquent pourtant l'essoufflement de la liberté et de la spontanéité. En 1926, l'administration demande de la modération dans les préparatifs et interdit qu'aucun employé ne prête son aide ne serait-ce que pour ranger ou nettoyer après le départ des fêtards. Elle insiste aussi pour qu'aucun déshabillé ne soit accommodé d'une tenue d'infirmière. Elle fait enfin remarquer que les publications à caractère pornographique ou licencieux sont interdites dans les hôpitaux. Sur le carton d'invitation, le comité d'organisation du bal précise dorénavant que l'exhibition de nu sur la voie publique peut entraîner des poursuites. On est loin des encouragements de jadis. En se codifiant, le bal se rigidifie. La formule de l'invitation, son impression même se figent. Aux vers boiteux et aux délires potaches succède une formule passe-partout qui se contente d'indiquer les modalités pratiques. Des thèmes généraux sont dorénavant fixés, souvent moins gais que les élucubrations des salles de garde : les maladies coloniales en 1931, les chaires de la faculté en 1933, l'olympiade médicale en 1936, le jour V en 1946, la kermesse érotique en 1947, l'AP respectueuse en 1953. La compagnie féminine, plus galante que jamais, est aussi plus tarifée. Les organisateurs racolent dans l'après-midi pour trouver les demoiselles nécessaires. Et la peur des maladies vénériennes resurgit toujours en bonne place dans les arguments des contempteurs du bal. La meilleure invention de l'époque est le service d'ordre composé d'externes peints en noir et armés de fémurs.

Finalement, la bouffonnerie et la gaudriole estudiantines cèdent le pas devant la tradition ou, pis encore, le gala. En 1902, le bal du centenaire, exceptionnellement tenu à l'Opéra-Comique, n'en restait pas moins infréquentable. Pour les cent cinquante ans, après allocution radiodiffusée, réception par le conseil municipal, par l'ordre des médecins, cérémonie à la Sorbonne, une soirée de prestige est organisée à la

La salle de garde

Maison de la chimie. « Le Premier consul honorera de sa présence la soirée donnée par le corps de l'internat à l'occasion de sa fondation. » Cet embourgeoisement, marqué par un glissement du bal de l'internat à la soirée de prestige des anciens internes, culmine en 1965 lors d'une fastueuse soirée déguisée au Palais-Royal sur le thème du Roi-Soleil. D'ailleurs, le bal de l'internat disparaît. Il renaîtra dans les années 1990, avec des hauts et des bas, mais sous une forme très assagie.

Beaucoup moins scandaleusement s'est développée, en parallèle, une sociabilité issue de la vie associative des anciens internes. Le premier banquet d'anciens internes se tient en 1854, à l'initiative du doyen d'âge, Étienne Serres, de la promotion de 1808. Une vingtaine de convives se réunit au restaurant des Frères provençaux. Un autre banquet suit quelques années plus tard dans la salle de garde de l'ancien Hôtel-Dieu, réunissant une trentaine de personnes. Un annuaire des anciens internes est édité dès 1860.

L'association des anciens est créée en 1882 et reprend bien sûr le banquet à son compte. Dès lors, on désigne tous les ans un convive qui y tient le rôle de l'économe. Pendant cinquante ans, cette fonction sera en fait dévolue au Dr Hippolyte Verchère, de la promotion de 1879.

Chapitre VII

Les internes et la politique

Sous le Second Empire, on peut lire, en levant la tête pour regarder le plafond de la salle de garde de l'Hôtel-Dieu : « Il suffit, pour broyer un trône, qu'un enfant soulève un pavé. » Maxime valable pour l'avenir ou souvenir des jours glorieux des révolutions parisiennes ? Les salles de garde, espaces privés qui s'ouvrent sur le monde extérieur, retentissent des troubles politiques qui secouent la société. La turbulence des étudiants est notoire tout au long du XIXe siècle. Elle s'effiloche durant les décennies suivantes, pour garder des temps forts et acquérir des spécificités. Lorsqu'on déjeune en salle de garde, on est mis à l'amende si l'on parle de médecine à table, mais sûrement pas si l'on parle de politique !

Allons, internes...

Né dans la France napoléonienne, l'internat est un enfant de la Révolution et des guerres de l'Empire. Et les étudiants sont patriotes, férus de principes et nourris de culture classique.

Au lendemain du sacre, l'Empereur remet les aigles aux régiments. Durant la cérémonie, un interne de Saint-Louis pousse un cri hérité de la Révolution : « La liberté ou la mort ! » La force publique s'empare du séditieux qui paiera son audace d'un internement à la maison d'aliénés de Charenton. La police, d'ailleurs, accuse collectivement les élèves en médecine de Saint-Louis de s'être « montrés sous des rapports peu favorables, soit au théâtre, soit dans l'instruction du procès Moreau [1] ».

Quelques années plus tard, les internes de cet hôpital sont témoins d'un nouvel épisode marquant le durcissement du régime. En octobre 1812, deux régiments de dragons de la garde de Paris, casernés à côté de Saint-Louis, sont mêlés à la conspiration menée par le général Malet. « Dès le matin, raconte un interne, nous entendîmes un grand bruit dans la caserne. Je courus, comme tant d'autres, aux nouvelles. Je vis sur le quai de l'Horloge trois fiacres qu'on disait contenir une partie des conspirateurs. Le jour de l'exécution, je vis des détachements de la garde de Paris se rendant à la plaine de Grenelle, sans armes, leurs habits retournés. Une heure après l'exécution, ils étaient en route pour rejoindre l'armée en Russie [2]. » Nul doute que l'on parle beaucoup en salle de garde, où l'on n'a guère à redouter les mouchards.

Ce sont surtout les guerres qui viennent compliquer la vie des internes et désorganiser le fonctionnement des hôpitaux. Se manifeste pour la première fois, et certes pas la dernière, l'impossibilité pour les internes de se tenir dans une thébaïde. En 1813, la nouvelle loi sur la conscription achève de vider le pays de sa jeunesse. Les classes de 1809-1812 sont appelées sous les drapeaux pour la troisième ou même la quatrième fois. Les plus riches eux-mêmes ne trouvent plus de remplaçants à payer. Cette fois, la faculté de médecine est saignée. Ulysse Trélat, futur interne et aliéniste de premier plan, est en 1813 justement, à dix-huit ans, chirurgien militaire et il lui faudra attendre la fin de l'Empire pour pouvoir entreprendre de vraies études de médecine. Henri Dutrochet, de la promotion de 1804, déjà vétéran des guerres de Vendée, contracte le typhus dans l'armée d'Espagne et abandonne la médecine pour se retirer sur ses terres et pratiquer les sciences naturelles.

En même temps, l'armée, lieu de la mort, représente aussi une aubaine puisque les grades donnent des équivalences universitaires, si bien que bon nombre d'étudiants soldats passent leurs cinq certificats et leur doctorat de médecine en moins d'un mois.

Dans les hôpitaux même, tandis que la guerre est aux portes de la capitale, les soldats blessés et surtout atteints par le typhus qui sévit aux armées affluent.

> Bientôt, raconte un interne, l'hôpital de la Pitié en fut encombré. On dédoubla les lits, on ne laissa qu'un matelas ; on mit de la paille dans les corridors, dans les vestibules, dans l'église même. Les malades étaient les uns sur les autres. Les vides que la mort y faisait chaque jour étaient remplis par le convoi du lendemain[3].

Les quatre sergents de La Rochelle

Plus patriotes que bonapartistes, les internes accueillent le retour des Bourbons sur le trône de France avec les mêmes sentiments de fierté nationale blessée et de confiscation des libertés que la majorité des étudiants de la faculté de médecine. Trélat ne parle du nouveau régime que pour le nommer « royauté cosaque », version améliorée des « fourgons de l'étranger ». Les étudiants en médecine avaient, semble-t-il, oublié les rois et ils méconnaissent absolument Louis XVIII. « Personne dans une réunion de trois à quatre cents élèves ne peut dire qui il était, quel nom il portait dans la famille des Bourbons, quels étaient les membres encore vivants de la famille[4] », explique Poumiès de La Siboutie, interne de 1812.

Aussi se trouve-t-il des internes pour prendre parti pour l'Empereur lors des Cent-Jours. Jean-Baptiste Bouillaud, un interne de 1818 que Balzac peindra sous les traits d'Horace Bianchon dans *Le Père Goriot*, écrit alors dans une profession de foi : « zèle pour la Patrie, amour pour l'Empereur, haine pour le Roi ». Il s'engage et se trouve ainsi sur le champ de bataille de Waterloo dont il revient, reconnaît-il, « guéri de cet esprit d'enthousiasme qui est toujours funeste à ceux qui en sont trop vivement pénétrés[5] ». Les horreurs de la guerre n'ont pas tardé à porter leurs fruits. Et il préférera pendant trente ans une belle carrière médicale aux affres de la politique.

Pour l'heure, les internes n'ont pas le choix. Alors qu'on entend le canon, le doyen de l'École de médecine se rappelle à leur bon souvenir en leur prescrivant de se présenter pour être incorporés dans des compagnies d'artillerie. Mais les étudiants font, à l'appel de leur nom, des réponses de fantaisie : mort, parti pour son pays. L'enrôlement tourne court. D'ailleurs, les conséquences de la défaite sont là, qui, elles aussi, les réclament :

> On se battait aux portes de Paris, rapporte Poumiès de La Siboutie, en poste à l'Hôtel-Dieu. Les blessés nous arrivaient par centaines. Bientôt, nous en fûmes encombrés ; on en mit partout ; les malades couchés sans les hôpitaux furent rendus à leurs familles ; les pauvres pensionnaires de Bicêtre, de la Salpêtrière, des incurables, durent céder leur place pour aller s'entasser dans des réduits obscurs, dans des greniers. Bientôt, on coucha deux malades dans un lit et, chaque jour, il fallait trouver un nouveau moyen pour recevoir et abriter ce flot de malades et de blessés qui grossissait sans cesse [6].

Dès le début de la Restauration, un bras de fer s'engage entre le pouvoir et la jeunesse des écoles qui suscite des désordres sérieux et se mêle de conspirations républicaines. Le jeune apprenti médecin Philippe Buchez crée à la faculté la « Société diablement philosophique » et compte parmi les fondateurs de la société secrète révolutionnaire de la Charbonnerie. Il a à son tour inspiré Balzac pour *Les Illusions perdues*.

Une ordonnance de 1818 place les étudiants sous surveillance. Lors de la séance solennelle de rentrée de la faculté de médecine en novembre 1822, le doyen Desgenettes — pourtant libre penseur — et le vice-recteur, l'abbé Nicolle, sont accueillis par des sifflets et des huées : « À bas l'éteignoir ! À bas la calotte ! » L'école est fermée pour trois mois, les professeurs congédiés. Or elle sort à peine d'une fermeture de six mois due aux incidents et chahuts emmenés par des étudiants en droit et en médecine contre les pères missionnaires qui prêchaient, en février, à l'église des Petits-Pères. La mise au pas est à l'œuvre.

Les professeurs destitués sont remplacés par des professeurs tous proches des royalistes ultras : le premier chirurgien du comte d'Artois (futur Charles X), le médecin des Enfants de France, l'accoucheur de la duchesse de Berry (mère de l'héritier) et le premier médecin de la duchesse de Berry, en l'occurrence Laennec, grand médecin et inventeur du stéthoscope. Mgr Frayssinous est nommé grand maître de l'Université, manifestation de l'emprise grandissante de l'Église sur l'enseignement supérieur. La tentation est grande, aussi, de restreindre le nombre d'étudiants. « Que l'administration n'oublie jamais, rappelle même un professeur, que de la classe nombreuse des médecins sans malades et des avocats sans causes sont sortis jadis les Marat et les Robespierre[7]. »

Un atout distingue les étudiants en médecine : lorsque les salles de cours sont interdites, les services hospitaliers leur restent ouverts. Les internes, *a fortiori*, gardent la possibilité de se voir, de se parler, de recevoir. Les salles de garde passent pour des foyers de l'idée républicaine. Michelet est ainsi un hôte assidu de celle de Bicêtre vers 1820. Justement, en 1822, la salle de garde de Bicêtre a été mêlée de très près à la célèbre affaire des quatre sergents de La Rochelle (deux internes au moins, dont Jean-Baptiste Colson de la promotion de 1822, sont témoins à décharge lors du procès des conjurés). Ces jeunes militaires insubordonnés qui complotent pour la liberté ont été traités comme des régicides. À cause de cela, et en dépit de leur courage, ils ont été condamnés à mort le 5 septembre. Or ils sont détenus à Bicêtre, dont on connaît la vocation contrastée de prison et d'hospice. Des internes décident de les faire évader et rêvent d'acheter les complicités nécessaires sur place — à commencer par celle du directeur. Les caves, les souterrains, les recoins de l'établissement favoriseraient le projet. Mais le temps manque. L'exécution a lieu dès le 21. Le coup est manqué. Il prend pourtant place dans la mythologie de l'internat, racontée d'une génération à l'autre.

Par la suite, les incidents, de moindre ampleur, demeurent réguliers. Les étudiants en médecine se battent contre les soldats en mars 1827 pour avoir l'honneur de porter le cercueil du duc de La Rochefoucauld-Liancourt, ancien membre des états généraux et philanthrope réputé. Les internes sont sans doute parmi les premiers au courant des émeutes, des répressions puisqu'ils sont appelés à en soigner les victimes, comme celles de la fusillade de la rue Saint-Denis en cette même année 1827. Toutefois, le mouvement protestataire a été étouffé. Reste l'anticléricalisme, dont l'association à la médecine est un lieu commun. Lorsque Laennec a conduit au pape, en 1804, une délégation de jeunes médecins catholiques, Pie VII s'est étonné : « *Medicus pius, res miranda !* » Laennec, justement, compte parmi les représentants de la « médecine monarchiste », tandis que, dans les hôpitaux, d'autres, comme Magendie ou Broussais, incarnent la tendance républicaine[8].

Une nouvelle période révolutionnaire s'amorce dès 1828 qui va culminer pendant les Trois Glorieuses. L'« étudiant », en 1830, désigne bien souvent un carabin. C'est vrai par le nombre, on l'a vu. Et par le style.

Une casquette « à la russe » un peu bouffante, des souliers ferrés, un mouchoir de cou, un gilet rouge sous l'habit, une barbe, une pipe en écume aux lèvres (celle-là même qui sert à masquer les odeurs de la dissection). Voilà le portrait en pied de ce révolutionnaire de 1830 qui fraternise sur la barricade avec l'ouvrier.

La révolution à l'Hôtel-Dieu

La légende rejoint la réalité. Le 27 juillet 1830, dans l'après-midi, les étudiants en médecine réunis se sont déclarés en état d'insurrection et ont juré de résister jusqu'à la mort aux ordonnances liberticides édictées par le roi et son gouvernement. « Il n'y a plus de temps à perdre, s'exclame un interne de l'Hôtel-Dieu. Comme nos pères, il faut combattre pour la liberté ! » Le lendemain matin, ce même jeune homme fait sonner le bourdon de Notre-Dame pour ameuter Paris. On sait que Littré, interne à la Charité, se bat aux côtés des insurgés.

Pour les internes, il faudrait pouvoir être partout. Car, si l'on imagine aisément le désir de certains d'être auprès de leurs camarades au combat ou même avec ceux qui montent la garde autour des maisons des députés, prêts à la « résistance légale », le travail les tient plus que jamais à l'hôpital. Il y aurait eu quatre mille cinq cents blessés et mille huit cents tués parmi les émeutiers. La Charité reçoit cent blessés et Beaujon quatre-vingts. L'Hôtel-Dieu, surtout, doit soigner cinq cents d'entre eux. Cet hôpital est parti pour être, et pour plus d'un siècle, au cœur des combats de la rue parisienne.

Les internes et médecins de l'Hôtel-Dieu vivent

ces journées avec fièvre et enthousiasme. L'un d'entre eux, Prosper Ménière, un jeune chirurgien nommé à l'internat en 1823, leur a consacré un petit livre écrit à chaud. Il ne trouve pas de mots assez forts pour dire son bonheur devant ces émotions si intenses. Pourtant, il avoue qu'à l'annonce des premiers combats lui et ses jeunes collègues ont été pris d'inquiétude du fait de leur inexpérience des blessures par balles, n'ayant jamais vu que les résultats de quelques duels ou tentatives de suicide. Cette inexpérience, toutefois, est compensée par l'habitude de leurs aînés qui, formés sous l'Empire, ont eu leur content de blessés à traiter au long des guerres napoléoniennes. Aussi tout le personnel se tient-il prêt au soir du 26 juillet, dès qu'est reçue la nouvelle de la publication des ordonnances royales et de la colère qu'elles suscitent. Il reste cent vingt lits disponibles.

Dès le lendemain matin, les internes apprennent que l'on se bat au Palais-Royal. Dans les heures suivantes, six blessés sont reçus. Eu égard à ces circonstances exceptionnelles, on décide que l'hôpital n'admettra plus que les vraies urgences, pour ménager les places disponibles pour les blessés à venir. C'est le lendemain que la crise culmine. Les blessés commencent à affluer, souvent portés par la foule, au milieu d'un grand tumulte qui se propage jusque dans l'hôpital. On met alors en place une sorte de sas d'entrée et de tri sous le péristyle en y installant douze brancards. Plusieurs anciens internes de l'Hôtel-Dieu viennent spontanément offrir leur aide. Au soir, on compte cent dix entrants, touchés souvent d'une balle à bout portant. Du fait de la presse, ils sont opérés au fur et à mesure, le plus souvent dans les salles mêmes, Dupuytren en personne allant d'une intervention à l'autre pour donner des conseils et assurer les gestes appropriés. C'est terrible et exaltant. Les blessés civils se mêlent aux militaires et les internes constatent la cohabitation pacifique de ceux qui se sont combattus quelques heures plus tôt. Toute la nuit, on entend la fusillade. À chaque pause, les internes vont aux nouvelles, parlent entre eux. La liberté va-t-elle triompher ?

À l'aube, c'est une nouvelle affluence. Trois salles sont libérées par le transfert des malades les plus valides à la Salpêtrière et à Bicêtre. Des brancards sont posés sur le parvis de Notre-Dame. Deux cents nouveaux blessés arrivent. Fidèles aux bonnes habitudes de la clinique française, les internes sont à peine sortis de l'urgence qu'ils commencent à collecter des observations. Voici la matière d'une thèse ou d'un petit ouvrage sur les blessures par balles et leurs suites[9] !

Alors que l'archevêché, voisin de l'Hôtel-Dieu, est mis à sac, le Dr J.-L. Breschet intervient pour éviter l'incendie qui aurait pu se propager à l'hôpital. Il prend possession du linge et de l'argenterie, déclarant aux émeutiers qu'il fera du premier de la charpie et du second le couvert des blessés.

Une souscription est lancée en faveur des plus pauvres pour leur permettre de vivre tant que leur blessure les empêchera de gagner leur pain. Ces blessés, la femme et la sœur du nouveau roi Louis-Philippe viennent les visiter.

Qui dit nouveau régime dit épuration, y compris à la faculté de médecine où tous les professeurs nommés lors de la purge de 1822 sont révoqués, sauf le doyen Matteo Orfila qui a magnifiquement su godiller. Il est d'ailleurs le médecin de la famille du nouveau roi, Louis-Philippe.

Les internes et la politique

Et qui dit nouveau roi dit république escamotée et mécontentement des carabins républicains qui s'estiment volés de leur victoire. En font les frais par exemple Orfila, médecin légiste qui a signé le rapport d'autopsie, pris à parti lors des funérailles du député Dulong tué en duel par le général Bugeaud. Ou encore J.-L. Breschet qui essuie un début d'émeute lors de sa nomination comme professeur. Le temps est révolu de la popularité que lui avait value son courage lors des Trois Glorieuses.

Par leur situation dans les hôpitaux, par leur fonction naturelle qui est d'assurer les urgences, les internes continuent d'être tenus au courant des échauffourées politiques. Ainsi, lorsque, le 12 mai 1839, une insurrection est déclenchée par la société secrète républicaine des Saisons, emmenée par Barbès et Blanqui, ils sont aux premières loges pour voir arriver les quelque cent cinquante blessés conduits dans les hôpitaux. Le nombre de morts, quant à lui, ne sera pas révélé.

Sous la monarchie de Juillet, les médecins restent à peu près en dehors du « pays légal » des citoyens électeurs et éligibles sur les critères de leur fortune. Avec l'exclusion de la patente du calcul du paiement de l'impôt qui conditionne l'accès au cens électoral, rares sont les médecins à figurer parmi les citoyens de plein exercice. La Chambre élue en 1846 compte ainsi sept médecins sur quatre cent trente-six élus, loin derrière toutes les autres catégories. Ce qui n'empêche pas que les médecins ne soient pas les derniers à fréquenter les cercles, les cafés, à lire les journaux, les brochures ou les ouvrages politiques. Ils souffrent donc de cette mise à l'écart, alors même que leur instruction supérieure et leur contact avec toutes les couches de la population leur confèrent, estiment-ils, toute compétence et tout droit à se mêler de la chose publique.

La concentration des étudiants à Paris se fait plus forte. Les jeunes gens se donnent de nouvelles missions sociales. Les écrivains vont « vers le peuple » et les médecins et futurs médecins avec eux, bien à l'aise dans ce mélange de libéralisme, de néo-catholicisme, d'utopie scientifique et de credo humanitaire qui est le nouvel esprit du temps, celui des quarante-huitards.

En république

1848, justement. Les casquettes des carabins n'ont guère changé. Non plus que leur propension à faire la révolution. « Science politique, connaissance des affaires, position, réputation, grande fortune, tout leur manque, écrit Louis Blanc à leur propos. Tout leur manque, c'est leur faiblesse et aussi leur force. Pouvant tout braver, ils peuvent tout obtenir [10]. » Même la République, seconde du nom.

À l'issue de la campagne des Banquets qui réclame une réforme électorale et parlementaire, une manifestation s'organise à Paris, pour le 21 février. Deux jours plus tôt, le préfet de police prévient le gouvernement que les sociétés secrètes républicaines font distribuer des cartouches aux étudiants. Étudiants qui, partout, se placent en tête des cortèges et entraînent la foule.

Philippe Buchez, médecin républicain, libre penseur et conspirateur, entre parmi les premiers aux Tuileries. Il sera bientôt l'un des adjoints du nouveau maire de Paris. La presse médicale salue avec une sincère exultation la révolution et la République. On a vu que les médecins avaient échoué à se faire admettre ès qualités parmi les électeurs. Qu'étaient-ils hier ? Rien. Que doivent-ils être ? Tout. Aussi sont-ils nombreux à se présenter au suffrage désormais universel. Ils éprouvent, dit-on, certaines difficultés à formuler un programme et une profession de foi. Ils seront tout de même trente-six à être élus. Mais le progrès est moindre qu'il n'y paraît. Ils ne représentent en fait que quatre pour cent des nouveaux députés. Buchez, toujours lui, sera président de l'Assemblée au mois de mai.

Léon Rostan, interne de 1809 devenu professeur de clinique médicale, ouvre son cours en célébrant « les devoirs de la République et les bienfaits qu'elle impose. La liberté, conclut-il, vient de faire entendre sa voix de géant[11] ! ». L'internat, le jeune Paul Broca en tête, adhère publiquement au nouveau régime.

Pendant ce temps, Thierry, ancien chirurgien de Louis-Philippe mais ami des leaders républicains, est chargé de réfléchir à l'amélioration de l'administration des hôpitaux et du service médical destiné aux pauvres. Ses travaux débouchent l'année suivante sur la création de l'Assistance publique à Paris dont les internes deviennent les pupilles.

Durant les journées d'émeutes de juin, Blondeau, interne à Beaujon, est blessé d'une balle dans le coude. À la Pitié, les balles fusent. Un employé est tué alors qu'il tenait le registre des prescriptions, un externe a la mâchoire brisée. S'il y eut six cent soixante-huit blessés en février, ils sont trois fois plus en juin, lors des émeutes ouvrières. Des blessés que Louis Michon (de la promotion de 1825), médecin à la Pitié, refuse que l'on interroge tant qu'ils sont sous sa responsabilité.

Les internes des hôpitaux de Paris

À l'issue des journées révolutionnaires se forme le gouvernement provisoire, emmené par Lamartine. Son travail est d'abord sérieusement compliqué par l'afflux des pétitions, nombreuses et, parfois, folles, comme celle des étudiants en médecine qui réclament le droit d'élire eux-mêmes le doyen de la faculté. C'est qu'il y a un peu d'épuration dans l'air. Le doyen Orfila est révoqué au profit de Bouillaud, député de Charente depuis 1843.

Que la République est belle sous l'Empire

Au matin du 2 décembre 1851, il tombe une fine pluie hivernale. Vers six heures du matin, des affiches ont été posées dans Paris qui annoncent le maintien au pouvoir du prince-président et le rétablissement du suffrage universel amoindri par la loi de 1850. Les externes qui prennent leur service, les roupious qui viennent au stage apportent la nouvelle du coup d'État avec eux. La ville est en état de siège. L'armée, la police sont déployées, les cafés sont fermés. Étrange matinée de travail, ordinaire dans son contenu, bien moins dans son atmosphère. On attend des événements. Mais d'abord, il ne se passe rien. Puis, durant les quelques jours qui suivent, une guérilla confuse éclate dans le centre de Paris, un peu vers l'est. Le 4 au matin, on compte une centaine de barricades. Dès le début de l'après-midi commencent de très violents combats. Un massacre se déroule boulevard des Italiens, de sanglants affrontements emportent les barricades de la rue Saint-Denis et de ses alentours. Il y aurait eu quatre cents morts et peut-être cinq cents blessés. Un interne de l'Hôtel-Dieu, Cadet de Gassicourt, est bousculé sur le Pont-Neuf par des sergents de ville. Le lendemain, il est condamné à quinze jours d'emprisonnement pour avoir entravé la force publique !

Les statistiques de la répression de l'insurrection (qui correspondent en fait aux cadres et aux militants du « parti républicain ») font état de l'arrestation de trois cent vingt-cinq médecins, ce qui en fait le troisième groupe des classes moyennes [12]. À cela, rien d'étonnant. On a vu que la faculté de médecine était un bastion républicain. Elle va le demeurer sous le Second Empire.

Quand Pierre Rayer, interne de 1813, médecin de Napoléon III, est nommé doyen de la faculté, les étudiants répondent par un chahut si violent que Rayer ne peut se faire entendre. À chacune de ses leçons, le vacarme reprend. De guerre lasse, il renonce et, pendant les dix-huit mois qu'auront duré ses fonctions, il n'aura pu faire un seul cours.

Il suffit, pour se convaincre de cette guerre ouverte, de suivre les débuts de la carrière de Samuel Pozzi, nommé interne en 1868. Lorsque, arrivant de son Sud-Ouest natal, il s'inscrit à la faculté de médecine, en 1864, celle-ci n'est qu'écho de la mesure d'exclusion à vie qui vient de frapper les étudiants qui ont pris part, à Liège, au congrès international des étudiants. Parmi eux, l'interne Adrien Regnard, de la promotion de 1863. En décembre de l'année suivante, Pozzi, pourtant étudiant paisible, est frappé par une mesure disciplinaire collective qui suspend les cours pendant un mois. En avril 1870, nouvelle fermeture temporaire à la suite des injures qui accompagnent chaque tentative pour faire cours du Pr Tardieu (un interne reçu en 1838), médecin légiste accusé d'avoir, au prix d'un faux témoignage, accrédité la légitime défense dans le meurtre du journaliste républicain Victor Noir, commis par le prince Pierre Bonaparte.

Ce n'est que l'apogée dramatique d'une contestation qui scande la vie de la faculté. Ainsi, en 1867, trois jours de tapage ont suivi la nomination comme professeur de Germain Sée, médecin personnel de l'empereur Napoléon III. Au contraire, des manifestations favorables accompagnent les cours d'histologie, pourtant très ennuyeux, de Charles Robin, connu pour ses idées républicaines et son athéisme. Avec toute l'université, la faculté de médecine est donc soumise à un régime centralisé et autoritaire. Sont particulièrement surveillés les cours de physiologie et d'anthropologie, porteurs d'une doctrine matérialiste.

Regnard, resté interne, mais interdit de doctorat, continue à faire parler de lui. Il est condamné à quatre mois de prison pour outrage à la religion catholique et à la morale publique. À l'issue de son mariage, sur les marches mêmes de la mairie du Quartier latin, il a harangué deux cents amis républicains et socialistes dans le registre anticlérical que l'on imagine.

Rien d'étonnant, dans ce contexte, à ce que la salle de garde de Necker se soit mise en tête de préparer l'évasion du révolutionnaire Auguste Blanqui, prisonnier et hospitalisé dans leur établissement.

La salle de garde de Bicêtre, en 1863, est menacée de révocation par le préfet Haussmann pour avoir manifesté son opposition au régime au sein de l'hospice. À sa tête, Odilon Lannelongue, le fils d'un petit officier de santé du Gers, grand ami du jeune leader républicain Gambetta.

Durant tout le Second Empire, les internes jouissent néanmoins d'une grande impunité qu'ils doivent à leur popularité dans l'opinion (d'autant qu'ils sont les amis des journalistes) ainsi qu'à leur affirmation professionnelle. Soutenus par un corps hospitalier et professoral lui-même issu de l'internat, les internes s'appuient maintenant sur un réseau de traditions et se posent en véritable institution dotée de légitimité. D'ailleurs, le premier annuaire de l'internat, manifestation de fierté identitaire, est publié en 1860.

En 1867 est accordé un surcroît de récompenses aux médaillés de l'internat, à la demande du jury du concours qui considère qu'« à aucune époque l'internat n'a atteint un tel niveau scientifique ». L'administration de l'Assistance publique acquiesce et, même, renchérit sur « la supériorité vraiment extraordinaire à laquelle s'est élevé l'internat de cette année[13] ». L'école clinique parisienne est en train de trouver sa vitesse de croisière qui va l'amener au faîte de sa gloire scientifique et sociale. Elle participe de l'extraordinaire épanouissement de la médecine en France au long du XIXe siècle, épanouissement fondé sur une foi nouvelle dans ses capacités et qui entraîne pour les médecins, à commencer par l'élite qui s'est distinguée parmi eux, prestige, admiration et aisance. Une science prend son envol, soutenue par un discours d'intérêt général et une véritable dévotion religieuse. De 1865 date le grand ouvrage *Introduction à l'étude de la médecine expérimentale*, d'un interne célèbre parmi tous, Claude Bernard.

En fait, le Second Empire sait honorer des hommes de valeur. Comme à l'ordinaire, le souverain s'entoure de médecins, parmi lesquels plusieurs anciens internes, dont Barthez, médecin du prince impérial. Surtout, un nouveau type de savants émerge. Loin du conférencier mondain, le scientifique devient homme d'expérimentation et d'applications pratiques

(Louis Pasteur en constitue l'exemple fameux), ce qui convient à merveille à l'école clinique parisienne, qui prise peu le laboratoire, mais est férue d'observations sur le malade.

Il ne s'agit pas seulement de médecine. Des hommes, dotés d'une formation médicale, débordent largement sur le champ des idées et de la politique. Émile Littré, qui ne passa jamais son doctorat, devient l'un des principaux vulgarisateurs du positivisme. Son ouvrage *Conservation, révolution et positivisme* nourrit toute la nouvelle génération qui convertit la République romantique et religieuse de 1848 à une exigence de type scientifique et laïque.

Résumant la bonne opinion qu'on manifeste généralement sur les internes, les frères Goncourt écrivent en 1861 :

> De toutes les classes de jeunes gens que j'ai encore vues, les internes sont la classe la plus intelligente, la moins enfermée et cloîtrée dans sa sphère et son métier, classe au fait de tout, liseuse, mêlée au mouvement des idées littéraires, artistiques et naturellement, par le fait de l'intelligence chez des gens généralement pauvres et sortis de bas, classe républicaine, anti-autoritaire et la moins douée de la bosse de la vénération [14].

Au mois de juillet 1870, les étudiants sont immédiatement mis en congé pour pouvoir participer à la guerre contre la Prusse. Certaines ambulances civiles seront presque entièrement constituées d'internes volontaires. Aujourd'hui encore, une immense toile installée dans le grand escalier de la bibliothèque de la faculté commémore l'ambulance du Pr Alfred Richet.

Les internes et la politique

Jules de Goncourt a laissé dans son *Journal*
quelques croquis de ces ambulances du siège. Le voici
par exemple tout près de la place de la Concorde :

> Nous entrons dans une chambre du baraque-
> ment où se trouve le pittoresque de la guerre mêlé
> au désordre d'une chambre d'étudiants. Quatre ou
> cinq jeunes et joyeux ambulanciers mangent dans
> des gamelles, au milieu de livres. L'ami de B.
> nous entraîne bientôt sous une tente, où la croix
> rouge de l'Internationale traverse le gris de la
> toile. On nous sert de l'eau-de-vie dans les verres
> à poser des ventouses.
>
> La conversation est naturellement épouvan-
> table, avec le tour gai habituel à la parole des
> internes : « Les blessures sont terribles, dit l'un
> des jeunes gens, qui a des ciseaux et une pince
> passés dans la première boutonnière de sa
> vareuse. Nous avons dix-huit étripés, dans ce petit
> pavillon là-bas. Tenez, c'est de la bouillie
> humaine. Il y en a qui ont le devant tout entier de
> leur capote dans le ventre. D'autres ont les jambes
> broyées et enflées, qu'on dirait que ce sont de
> vraies tulipes. L'autre jour, on en a apporté un qui
> avait la mâchoire descendue au milieu de l'esto-
> mac... un trou, un vrai masque antique ! Et l'infir-
> mier qui s'échinait à lui demander son nom [15] ! »

Dès le début de la Commune, les professeurs
désertent la faculté, laissée aux mains des étudiants
profédérés qui occupent les amphithéâtres, emmenés
par le futur interne Reclus. Les hôpitaux sont eux aussi
négligés. Paul Brouardel, de la promotion de 1860, est
le seul médecin des hôpitaux présent à l'Hôtel-Dieu

durant la semaine sanglante de mai 1871 ! Les internes sont mis à contribution, alors que plusieurs hôpitaux sont le siège d'événements dramatiques. Ils sont témoins de l'acharnement des deux camps et doivent accueillir des blessés par milliers. Le 26 et le 27 mai, l'hôpital Saint-Antoine est pris sous les bombardements des versaillais et des fédérés qui s'affrontent autour du cimetière du Père-Lachaise. Un obus tombe même sur la salle de garde à l'heure du déjeuner ! Tandis que les internes déménagent hâtivement les blessés dans les caves, des combats se déroulent jusque dans la cour de l'établissement où les hommes pris les armes à la main sont, comme partout dans Paris, fusillés sur-le-champ. L'un des communards que les internes aident à s'échapper laisse à la salle de garde un revolver qui aurait pu le compromettre en cas d'arrestation.

Dans les salles de Lariboisière, les balles sifflent. Il faut du courage à l'équipe du Dr Verneuil (un interne de 1843) pour rester à son poste. Du courage aussi à Ulysse Trélat qui, à la Salpêtrière, tient tête aux fédérés venus perquisitionner pour trouver les ennemis blessés. Courage qui aurait fait défaut toutefois à Dolbeau, médecin à Beaujon (et interne de 1851) : il aurait livré un communard qui fut aussitôt passé par les armes. Ses internes protestent en donnant leur démission. Un an plus tard, les manifestations recommencent contre lui. La rumeur a pris de l'ampleur et on l'accuse dorénavant d'avoir chassé de son service des fédérés blessés. Il se défend en vain et ne s'en remettra pas, ni personnellement ni professionnellement. Cet épisode est symbolique des déchirements qui ont régné dans les hôpitaux, des médecins et des infirmières religieuses ayant hésité à soigner (ils pouvaient payer leur geste de leur vie), tandis que d'autres faisaient passer avant tout les principes d'humanité et de neutralité de leur profession.

À l'issue de la victoire des troupes gouvernementales, l'éphémère directeur de l'Assistance publique nommé par la Commune, Camille Treillard, est fusillé dans la cour de l'École polytechnique, parmi les dix-sept mille fédérés exécutés après les combats. L'interne Regnard, dont nous avons vu les exploits sous l'Empire, est tellement compromis qu'il est condamné à mort. Il s'enfuit alors en Angleterre. Un autre interne très engagé dans le mouvement communard, Antoine Gadaud, nommé en 1864, juge plus prudent de se faire oublier. Il part se cacher en Dordogne où il fera, sous la IIIe République, une carrière assagie de grand notable puisqu'il finira au Sénat.

C'est sous la Commune, enfin, que se situe l'un des plus fameux épisodes de la légende de l'internat. Le 25 mai, alors que les fédérés mettent le feu aux édifices publics symboles du pouvoir et de l'oppression, un interne de l'Hôtel-Dieu, Victor Hanot, donne l'alerte : Notre-Dame est en feu ! Tandis que les internes en pharmacie participent au premier rang au sauvetage de la cathédrale, les internes en médecine évacuent les blessés dans les souterrains de l'hôpital.

Anticléricaux et dreyfusards ?

Avec l'avènement de la République républicaine et le départ de Mac-Mahon, les internes n'ont plus guère de raisons d'être dans l'opposition. Au contraire. Léon Gambetta lui-même déclare : « Le corps de l'internat est un milieu propice pour enseigner les idées de liberté et de justice [16]. » Il a été, à la fin des années 1850, un commensal de la salle de garde de Bicêtre, où il payait, dit-on, son tribut en improvisant des discours ou en récitant de mémoire, par exemple, celui de Mirabeau sur la banqueroute.

La figure de l'interne évidemment républicain devient un poncif de la littérature. Dans ses *Amours d'un interne*, ouvrage paru en 1880, le romancier Jules Claretie nous présente ce parangon du républicain tel qu'on l'entend alors, politiquement avancé, mais socialement conservateur. À preuve, sa petite bibliothèque, disposée dans sa chambre à l'hôpital « où les historiens de la liberté se mêlaient aux scientifiques et les poètes comme Victor Hugo aux naturalistes comme Geoffroy Saint-Hilaire et Huxley ». Emblématique, le treizième de la promotion de 1871 qui a reçu de parents certes pas modérément républicains le nom de Décadi Destiné Dupuy !

C'est pourtant, murmure-t-on parmi les internes, la grandeur même de Gambetta qui est la cause de sa mort, faute de soins appropriés. On consulte un patron parce qu'il est député et, le lendemain, un autre parce qu'il est sénateur. Puis un troisième parce qu'il est spécialiste et il envoie ses deux internes veiller le grand homme tour à tour. En tout, près d'une douzaine de médecins sont appelés à son chevet, et pas des moindres, Charcot, Trélat. En salle de garde, les avis sont partagés. Il faut opérer ! Point du tout ! L'intervention en cas de péritonite est encore peu fréquente. On n'incise finalement pas, en dépit de l'avis favorable de Lannelongue, chirurgien brillant et ami personnel de Gambetta, mais encore un peu jeune pour s'imposer à un tel aréopage. « Ils n'osent pas me soigner, explique l'homme politique à sa sœur. Ah ! si j'étais un pauvre bougre, dans un hôpital quelconque, comme ils me guériraient vite ! » Il meurt à la fin de l'année 1882, âgé de quarante-quatre ans [17].

Des années 1880 à la Belle Époque, les médecins constituent l'un des corps de métier les mieux représentés au Parlement. Trente-trois y siègent au lendemain de la défaite de 1870, cinquante-neuf vingt ans plus tard. Leur influence suit la courbe ascendante de l'implantation de la République. Une douzaine d'entre eux sont ministres, dont deux présidents du Conseil, Georges Clemenceau, bien sûr (interne provisoire en 1868), et Émile Combes, l'incarnation même de l'anticléricalisme.

Anticléricalisme que l'on voit à l'œuvre dans les hôpitaux lorsqu'il s'agit de remplacer les sœurs par des infirmières laïques. On peut blaguer : « À bas les béguines ! » Il n'est pas si facile de modifier ses habitudes. Le principe de laïcisation adopté par le conseil de surveillance de l'Assistance publique en 1881 ne fait pas l'unanimité parmi les médecins. Il faut dire que, jusqu'à la redéfinition de la profession d'infirmière et la mise en place de nouvelles écoles à la fin du XIXe siècle, les laïques n'ont pas toujours — et parfois à juste titre — une réputation irréprochable en matière de compétence, d'humanité et de désintéressement. Le député catholique Paul de Cassagnac a beau jeu de s'écrier : « Dieu est chassé de partout, de l'hôpital où le malade agonise, loin de la sœur de charité et entre les mains crochues d'une mégère laïque [18]. »

Moins conservateurs politiquement et professionnellement, les internes peuvent avoir fait figure de partisans de la laïcisation. Quand ils n'en sont pas les boutefeux, comme Maurice Guillot, de la promotion de 1897. À la suite d'un incident où des religieuses et des infirmières en sont venues aux mains à Saint-

Louis, des sanctions de déplacement et de consigne ont été prises par l'administration. Le 31 décembre 1900, Guillot, qui se trouvait alors de garde, quoique nouveau venu dans le service, s'indigne du tort causé aux laïcs. Aussi envoie-t-il une lettre de menaces à la direction de l'Assistance publique : « Tout cela confirme ce que je pensais depuis longtemps, à savoir le mauvais vouloir de l'Administration et votre parfaite entente avec le personnel religieux. » Si la religieuse incriminée n'était pas renvoyée, poursuit-il, « vous seriez violemment attaqué dans *La Petite République* aussi bien que dans *La Lanterne* [deux journaux radicaux et anticléricaux]. Il est de mon devoir de veiller à ce qu'un administrateur clérical ne reste pas à la tête d'un des services les plus importants de l'Assistance publique ». Effectivement, un article de dénonciation paraît dans *La Petite République*.

Le directeur général de l'Assistance publique consulte les notes de l'interne. C'est un tempérament bouillant qui a déjà eu maille à partir avec l'un de ses chefs de service dont il jugeait les pratiques malhonnêtes. Le directeur de la Pitié le décrit comme « grossier, inconvenant avec tout le monde, tapageur, toujours prêt au coup de poing et au scandale ». Convoqué devant la commission de discipline du conseil de surveillance, Guillot est loin de se démonter : « Comme il va finir dans quelques jours son temps d'internat, il a tiré de l'Assistance publique tout ce qu'elle pouvait lui procurer et toute mesure prise contre lui serait un coup d'épée dans l'eau. Il revendique, en terminant, son droit, comme interne, de se servir de moyens anarchistes quand on n'en a pas d'autres à sa disposition. » On imagine l'effroi des messieurs qui s'entendent défier en ces termes. Surtout que l'insolent a raison. On lui interdira bien de prendre part aux concours organisés à l'avenir par l'Assistance publique[19]. Mais il n'en a cure. Son internat fini, il part s'installer en ville, sans se soucier aucunement d'une carrière hospitalière. Il incarne avec morgue un certain idéal d'indépendance auquel ont toujours aspiré les médecins. « Son bagage est bientôt fait ; il emporte ses bras et s'en va », tout comme l'Émile de Rousseau.

Georges Bernanos décrit le médecin comme un « curé républicain ». Pourtant, il ne manque tout de même pas de médecins catholiques. Ils font, en 1884, un effort d'organisation en créant la conférence Saint-Luc, association confessionnelle sur une base corporative. Mais le démarrage demeure lent. Dans les années 1930, l'aumônier de la dynamique conférence Laennec, qui réunit les étudiants en médecine catholiques de Paris, donne encore de nombreuses conférences à ses ouailles, ainsi présentées : « De Laennec à Grasset, les médecins éminents, croyants et pratiquants ne sont pas rareté ! Mais furent-ils médecins excellents *à cause* de leur christianisme ou *malgré* lui ? La logique du christianisme ne tend-elle pas au mépris de ce corps que le médecin s'efforce de soigner, guérir, améliorer ? La mentalité chrétienne, les décrets de l'Église n'ont-ils pas fait obstacle aux progrès de la médecine et de la chirurgie[20] ? »

Les carabins de la République opportuniste font encore le coup de poing, comme lors de l'enterrement du vieux révolutionnaire Auguste Blanqui. Mais on est passé à d'autres préoccupations. Julien Besançon, un interne de 1884, se moque de l'allure que lui et ses camarades arboraient au début de leurs études. « Nous passions notre temps au café, ou bien, on arpentait le boulevard Saint-Michel, le dos voûté, la poitrine plate avec des bras gros comme des allumettes. On ne connaissait guère qu'un seul exercice, l'escrime. Car on se battait en duel pour un oui, pour un non, ridiculement chatouilleux sur le point d'honneur. On se serait cru déshonoré de ne pas gifler le monsieur qui vous éternuait dans le dos [21]. »

La Belle Époque allie la gaieté à des revendications de caractère corporatif. Le militantisme politique recule. Tout reste bon, néanmoins, pour mettre la faculté en émoi, pour descendre dans la rue et faire le coup de poing contre les agents : la sévérité ou les lubies d'un professeur aux examens, l'élection d'un professeur impopulaire ou provincial (le Nancéien Nicolas prend un plein sac de farine sur la tête pour avoir eu le front de se faire élire professeur à Paris), les passe-droits accordés pour des inscriptions ou des équivalences (en particulier à des étudiants étrangers). On voit se dérouler des chahuts mémorables. Bien parallèles aux mœurs de l'internat nouvelle manière qui, on l'a vu, est en train de se fixer pour la postérité.

Et puis perdure le goût viscéral d'en découdre avec la maréchaussée. Un jour de l'été 1893, par exemple, les agents sont aux prises avec des manifestants aux abords de l'Hôtel-Dieu. Ils se font siffler par les internes dont la salle de garde donne sur la rue. Accompagnés d'un commissaire, voici qu'ils rentrent en force dans l'hôpital pour régler leur compte à ces jeunes messieurs. Le directeur s'interpose. Mais un peu plus tard, c'est le pharmacien de l'hôpital qui est pris à partie sur le parvis de Notre-Dame. Finalement, deux internes sont sollicités pour aller soigner un brigadier blessé à la préfecture de police toute proche. Prudent, le directeur accompagne ses internes qui se font néanmoins siffler en arrivant sur place. Fin de l'épisode... jusqu'au prochain.

Les internes et la politique

Les plus grands combats sont désormais ceux de l'art ou de la science. À l'exception peut-être de l'affaire Dreyfus dont on a du mal à imaginer qu'elle n'ait pas produit en salle de garde le résultat évoqué par le fameux dessin de Caran d'Ache : des commensaux échevelés, dépenaillés, meurtris, une table sens dessus dessous, un couvert renversé. « Ils en ont parlé. »

Durant les grandes années où l'Affaire agite la France, les Juifs sont peu nombreux dans l'internat. Trois, quatre ou cinq par promotion. Parmi eux, le fils du grand rabbin Zadoc-Kahn qui a marié Dreyfus en 1890 et dont le « traître » demande à recevoir la visite à la prison militaire du Cherche-Midi juste après son arrestation en 1894. Bien sûr, dans l'internat, on parle (c'est un déchaînement, raconte un interne des années 1890), et ce, d'autant plus que les patrons, et pas des moindres, se mêlent de l'Affaire. Pendant le procès en révision, Fernand Widal ou Samuel Pozzi gravitent autour du clan des dreyfusards, apportant la caution de leur prestige scientifique et de leur assiette mondaine. Widal, présent lors du second procès de Dreyfus à Rennes, soigne l'avocat Labori, blessé par un fanatique. C'est le jeune et brillant Pierre Delbet (promotion de 1884) qui pratique l'expertise médicale qui permet la providentielle grâce accordée par le président de la République à Alfred Dreyfus, pour raisons de santé, en septembre 1899.

Pourtant, les photos prises des salles de garde montrent que les abonnements de presse sont des plus éclectiques. À Lariboisière, vers 1900, on distingue ainsi *Le Journal*, quotidien à grand tirage, *La Libre Parole*, fortement antisémite, *La Petite République*, radicale et anticléricale, *Le Temps*, sans compter près d'une demi-douzaine d'autres titres qu'on ne peut lire.

Mais il est vrai que, quand on appartient à certains milieux, on étonne encore sa famille en choisissant la médecine et l'internat. Ce fut la mésaventure qui survint à François Gaudart d'Allaines, fils et petit-fils d'officiers qui avaient démissionné après la séparation de l'Église et de l'État et les inventaires, qui se vit reprocher par les siens d'être un révolutionnaire !

Quatre ans dans les tranchées

La Première Guerre mondiale vide les hôpitaux de Paris de l'immense majorité de leurs internes et, plus généralement, des étudiants qui ont plus de dix-neuf ou vingt ans, et des médecins qui n'ont pas atteint soixante ans. En dépit de leur sort paradoxal d'hôpitaux de l'arrière, ils fonctionnent avec un personnel médical d'appoint où retraités, réformés, femmes et étrangers « faisant fonction d'internes » trouvent une place prépondérante.

Pendant ce temps, au front, les internes sont confrontés à l'organisation tout à fait inadéquate du Service de santé militaire : les affectations ne tiennent pas compte des compétences professionnelles ; toute la doctrine est conçue autour de l'offensive et des blessures par balles de petit calibre. On est très loin de la guerre des tranchées et des obus qui constituent rapidement la réalité de la guerre longue. L'organisation se remodèle donc autour de postes de secours de tranchée, appuyés sur des formations mobiles (les ambulances médicales ou chirurgicales) puis sur des hôpitaux plus ou moins éloignés du front. C'est à ces postes de secours et plus encore dans ces ambulances et dans les postes chirurgicaux avancés que les internes sont peu à peu affectés, trouvant là un travail à la mesure de leurs compétences et de leurs ambitions. Qui plus est sous les ordres des grands médecins et chirurgiens des hôpitaux mobilisés. « Quand nous avons commencé nos études, il y a bientôt sept ans, écrit l'un d'eux en 1916 dans l'introduction de sa thèse, nous étions loin de penser que leur couronnement serait représenté par un travail conçu et exécuté dans une tranchée de première ligne, à quelques mètres de l'ennemi [22]. » Parmi les thèses de doctorat soutenues par les internes en 1919, beaucoup rendent compte d'observations prises dans des ambulances chirurgicales mobiles, véritables repaires de l'élite médicale des hôpitaux de Paris. Si ces postes étaient prestigieux et de grand intérêt professionnel, ils étaient toutefois loin de constituer des sinécures. À se rapprocher du front, on court toujours le risque d'être victime de l'artillerie ennemie. Surtout, il faut opérer dans le fracas des obus et le tremblement des déflagrations. Se portant sur les lieux des offensives, les ambulances chirurgicales mobiles trouvent à leur arrivée le flot monstrueux des blessés qu'il faut trier à la hâte. On en opère deux quand il faudrait en soigner vingt. Debout à leur table des dizaines d'heures d'affilée, abrutis d'une fatigue que des bribes de sommeil agité ne sont pas parvenues à apaiser, les chirurgiens finissent, harcelés par le sentiment de l'urgence, par ne plus connaître des hommes, mais des blessures. Puis le calme revient enfin. Il faut changer les pansements de blessés qui hurlent de douleur au moindre effleurement, amputer un homme que la gangrène a pris, opérer de nouveau un cas qui empire et en voir mourir tant d'autres. Puis, tout d'un coup, le travail manque et l'équipe s'enfonce dans les mornes journées de l'inactivité, jusqu'à la crise suivante.

Les internes des hôpitaux de Paris

De nombreux étudiants en médecine mobilisés tirent de leur vie militaire la matière de leur thèse. D'autres étudiants ou médecins en feront des livres, *Voyage au bout de la nuit*, bien sûr, mais aussi, injustement oubliés, *Vie des martyrs* et *Civilisation* (prix Goncourt en 1918) de Georges Duhamel (ancien externe des hôpitaux). Ou Louis Pasteur Vallery-Radot, interne de 1911, dont *Pour la terre de France par la douleur et par la mort*, publié pour la première fois en 1919, fut censuré. D'autres enfin tiennent simplement un carnet, comme René Desnoyers, futur interne :

> Je recommence à être un peu plus maître de mes nerfs, note-t-il par exemple le 13 juin 1915. Mais toute ma vie, je me rappellerai cette journée d'épouvante. [...] À découvert il faut laver ces plaies, faire les pansements, sous cette mitraille terrible qui, à chaque instant, s'abat autour de nous. Je suis obligé de m'y reprendre à trois fois pour panser un blessé dont la carotide est à nu, parce qu'à chaque fois, un obus nous couvre de terre. Un blessé, atteint à l'aine, est debout devant moi tandis qu'agenouillé, j'examine sa plaie : un gros éclat lui brise le bassin, entre mes mains, m'éclaboussant de sang. [...] Au début, il faut faire un violent effort afin de trouver l'énergie nécessaire pour faire les pansements. Ce n'est qu'après une heure environ, les nerfs brisés par tant d'émotions successives, que je peux recouvrer tout mon sang-froid [23].

L'internat compte, au terme des combats, de nombreuses victimes : trente-trois morts au champ d'honneur et trente-neuf morts pour la France. Il les célèbre en édifiant un monument commémoratif, inauguré en avril 1921 à l'Hôtel-Dieu.

Après l'Armistice et la démobilisation, les internes montrent leur empressement à reprendre le cours de leur carrière interrompue. Les internes en exercice de 1914 reviennent dans les hôpitaux, bien décidés à effectuer leurs quatre années réglementaires. Dans le but de « faire place nette » des remplaçants de guerre et d'« assurer leur vie matérielle », ils créent un comité corporatif des internes en exercice dont l'état d'esprit combatif et revendicatif se manifeste dans le sobriquet dont on le désigne couramment : le « Soviet ». Dans le même ordre d'idées, les candidats au concours ne manquent pas, y compris parmi les anciens combattants. Ce n'est pas la hâte d'en finir avec les études et de s'installer qui prime, mais bien celle de reprendre le fil de la vie, comme avant. Même si le « retour à la normale » est moins aisé que chacun affecte de le croire.

André Lemaire, interne en 1924, a résumé ce que pouvait être l'état d'esprit des anciens médecins de corps de troupe :

> Alors qu'avant j'étais un personnage qui avait un rôle, à ce moment-là, je redevenais un petit étudiant qui reprenait ses études, mais difficilement. Mon père avait été — pas ruiné — mais dans une situation matérielle difficile puisqu'il avait été mobilisé lui aussi. Nous étions réfugiés, alors, bien entendu, dans ces conditions, la vie n'était pas aussi agréable, facile matériellement, que j'aurais pu le croire[24].

Les internes des hôpitaux de Paris

Ces considérations financières jouent. Un médecin des hôpitaux membre du conseil de surveillance de l'Assistance publique note ainsi en décembre 1918 que « beaucoup d'anciens externes renonceront à concourir. Ce n'est pas après avoir passé plus de quatre années loin de tout centre scientifique qu'on peut consacrer encore des années à des fonctions peu rémunératrices. La plupart de ces jeunes gens auront hâte de terminer leurs études, de gagner leur vie, de fonder une famille [25] ». Il met d'ailleurs en avant un autre obstacle de grand poids :

> Comment imposer à ces jeunes gens au lendemain de la démobilisation, peut-être même avant la démobilisation, un concours difficile, exclusivement basé sur des connaissances théoriques exigeant un travail livresque et un effort de mémoire considérables [26] ?

Le bachotage a de quoi rebuter des hommes faits. Après parfois plus de deux mille opérations pratiquées aux armées, les internes doivent revenir au b.a.-ba de l'anatomie, « réapprendre la clavicule », selon l'expression de Bernard Fey de la promotion de 1911 [27]. Et que dire alors de ceux qu'un engagement dans une unité combattante a tenu éloignés de la médecine pendant des années ? Jean Quénu se fait l'écho des hésitations de toute une génération :

> Vais-je me lancer dans la carrière des concours : adjuvat, prosectorat, hôpitaux ? Vais-je, à trente ans, me remettre à rabâcher des questions d'anatomie ? Cela ne me tente guère. J'ai encore deux ans et demi d'internat devant moi.

La sagesse ne serait-elle pas d'en profiter au maximum sans souci de concours à préparer, de me marier et de m'installer dans quelque bonne ville de province, où je fonderai un foyer et exercerai ma profession loin des agitations de Paris [28] ?

Pourtant, il ne se produit aucune vaste désaffection à l'égard des hôpitaux et des concours. Il n'y a pas de « trou » pour cette génération. Il faut dire que les concours spéciaux, on l'a vu, ont consenti aux mobilisés des avantages tels qu'il leur est plus aisé d'accéder à l'internat. Sans compter les coupes sombres parmi les candidats, séquelles de la guerre. Toutefois, la facilité relative du concours ne suffit pas à expliquer ce retour à la carrière. En effet, les internes en cours d'internat n'ont ni cherché à abréger la durée de leurs fonctions ni dédaigné les concours ultérieurs. C'est ainsi que les titularisés de 1917 qui doivent être en service pour deux ans au lieu de quatre réclament bientôt le droit aux quatre ans, à la grande surprise de l'administration qui s'attendait au contraire à les voir démissionner sitôt le titre en poche. Les autres promotions réagissent à l'unisson. Rares sont les internes qui choisissent de bénéficier de la possibilité de décompter les années de guerre de leur internat. Les surnoms de ces promotions, « les Immortels », « les Voraces », ne sont là que pour souligner à quel point elles entendent accomplir leur stage de bout en bout.

Chacun a puisé en lui ses propres motivations. L'ambition a pu être un moteur puissant, actionné par les avantages consentis aux anciens combattants. Mais d'autres facteurs peuvent avoir joué, comme l'obstination de Maurice Aubry, reçu en 1922, à qui son grand-père, lui-même ancien interne, avait répété, son adolescence durant :

Maurice, fais ta médecine puisque tu le désires, mais en prenant ta première inscription, dis-toi et redis-toi souvent : je veux être interne[29].

Enfin, si la guerre a détourné certains médecins — Georges Duhamel par exemple — de leur profession, elle y a au contraire amené des jeunes gens, comme ce petit groupe d'engagés volontaires, anciens officiers, qui deviendront internes des hôpitaux au début des années 1920 : Paul Funck-Brentano, Serge Huard ou Marcel Fèvre qui, devenu chirurgien, n'oubliera pas, en 1940, le blessé qu'il avait été vingt-cinq ans plus tôt.

Aux prises avec les crises

Depuis les débuts de la IIIe République, l'élite médicale parisienne est l'enfant gâté d'un régime épris de grands hommes. En même temps, la fascination de nombreux intellectuels — à commencer par les écrivains — pour la science médicale assure aux praticiens un rayonnement que double une assise mondaine croissante. Quelques maîtres, tous anciens internes, tiennent salon.

Après la Première Guerre mondiale, cette image se trouve remise en cause. Les médecins s'éloignent d'un régime dont le personnel déçoit et dont les décisions inquiètent. L'identification s'efface au profit d'une méfiance souvent frondeuse. Dans une minorité de cas, cet investissement du champ politique par le discours professionnel se traduit par un engagement militant.

Entre les deux guerres mondiales, la majorité des étudiants est passée à droite et, même si le droit est dorénavant plus en pointe que la médecine, les internes ne dérogent pas à cette règle. L'Action française, les ligues, les Croix-de-Feu ont beaucoup de succès au Quartier latin où sont organisées de véritables filiales étudiantes, à la fois politiques et corporatives. Il est facile de retrouver pour chaque groupe des exemples d'internes militants, d'autant plus que des responsabilités leur sont souvent dévolues, eu égard à leur prestige.

Cette réalité, néanmoins, ne doit pas en masquer d'autres, plus fortes encore. Tout d'abord, la plupart des internes n'ont pas beaucoup de temps pour le militantisme. On a vu la somme de travail qu'exige la préparation du concours. Elle n'est pas très compatible avec les longues heures du militantisme politique. Une fois le concours en poche, l'interne a surtout en point de mire sa formation et sa carrière ultérieures. S'il peut s'accorder le temps de lire les journaux ou de « parler politique », il n'a pas forcément envie de consacrer des loisirs encore comptés à courir les meetings. *A contrario*, l'exemple du très performant Pierre Suire, dirigeant des Centres universitaires du PSF, en apporte la démonstration :

> À la charge de l'internat, puis du clinicat, à celle des quatre à six conférences hebdomadaires de préparation à l'internat, je pouvais joindre celle de mes responsabilités militantes, en sachant ne pas perdre de temps [30].

De fait, l'internat reste tolérant envers ses membres, quoiqu'une majorité d'entre eux professe plutôt des opinions antiétatistes, voire antiparlementaires, et éventuellement xénophobes et antisémites, comme la majorité du corps médical[31].

Quelques affaires continuent à secouer la Faculté, lorsqu'elles mettent en scène des médecins légistes. Les professeurs Victor Balthazard (forte tête et forte gueule) et René Piedelièvre (respectivement internes des promotions de 1899 et 1919) travaillent sur l'affaire Stavisky puis sur les morts relevés après la manifestation du 6 février 1934. Dans un cas, il s'agit de trancher sur le « suicide » de l'escroc qui menace de compromettre une partie de la classe politique. Dans l'autre, de statuer sur l'attitude du gouvernement, qui aurait fait tirer sur les manifestants, y compris anciens combattants, partis à l'assaut de la Chambre des députés. Dans la soirée du 6 février, justement, et dans la nuit, l'hôpital Laennec, sis rue de Sèvres, reçoit vingt-deux blessés. Quatre le sont par balle (deux décéderont). Les autres ont été frappés à la tête et aux mains à coups de matraque.

Dans les jours qui suivent immédiatement l'émeute, se tiennent quelques-unes des interminables séances d'oral du concours. Sortant de la salle de concours de la Charité, un groupe de candidats s'attarde à bavarder à l'angle du boulevard Saint-Germain et de la rue des Saints-Pères. À la vue d'un attroupement de jeunes gens, non loin de la Chambre des députés, le sang des policiers ne fait qu'un tour et voici des candidats fortement malmenés.

Il est évident qu'un nouveau charme s'ajoute aux attraits déjà tant vantés de cet oral, commente philosophiquement le journal des externes. À l'angoisse de l'appel des dix noms, à la fièvre du tirage au sort de la question, aux affres de la turne, se joint maintenant la perspective de coups de pied au derrière et d'assommades maison [32].

Les années du Front populaire constituent aussi, pour les médecins, une secousse comparable à celle ressentie par l'ensemble de la population. Réformes, évolutions et tensions émaillent une époque qui est aussi celle des inquiétudes matérielles et des campagnes xénophobes. La montée des périls extérieurs se fait sentir.

Dans les hôpitaux, la fièvre de 1936 fait affleurer les tensions collectives entre corps médical et personnel subalterne, tensions habituellement gommées par le discours du devoir et du dévouement communs. À l'occasion d'un incident suscité par une pétition antifasciste circulant à l'hôpital Beaujon, le syndicat du personnel des hôpitaux publie, contre les internes, une diatribe d'une violence inusitée :

Ils font partie de l'élite, c'est-à-dire qu'un monsieur responsable d'un groupe d'internes, sous le prétexte qu'il ne fait pas de politique, non seulement renvoie, mais déchire une feuille de souscription pour la paix. Deux autres viennent « en délégation » protester contre le criminel qui a osé poser une autre liste pacifiste à côté de celle où ils émargent.

Pensez donc, ces voyous, ces galvaudeux, qui sont obligés de travailler pour vivre, ne veulent pas aller se faire casser la figure ! C'est pourtant beau la guerre ! des bras, des jambes mélangés, des troncs ouverts et décapités. Des phtisies, des poumons rongés par les gaz, voilà des occupations pour nos chevaliers modernes.

Sans doute c'est très héroïque d'opérer des mourants sous le feu des ennemis. Mais combien de vies humaines coûte ce nouveau jeu de massacre ? Vous l'êtes-vous demandé, messieurs, dont l'intelligence est si haute et si vaste ?

Que ferez-vous si l'argent que vous n'avez pas gagné était sans valeur pour vos études ? S'il fallait que vous balayiez, que vous cuisiniez, si vous vous chauffiez par vos propres moyens ? Seriez-vous si courageux à piocher la terre, à salir vos mains aristocratiques ?

Pour nous, notre santé n'en serait pas beaucoup plus atteinte puisque, si l'on en croit les médisances, la moitié des malades meurent par l'ignorance ou les erreurs de diagnostic.

Faites donc humblement votre travail, et tâchez de comprendre que vous n'êtes pas indispensables. Comprenez que si vous avez choisi votre voie, nous supportons tout le poids de vos études en payant des impôts pour les lycées, les facultés, les hôpitaux *où nous servons même de cobayes*[33].

Les internes bénéficient par ailleurs du mouvement revendicatif sous la forme de l'institution d'un mois de congés payés. Toutefois, la loi des quarante heures ne s'applique pas à eux, ni aux externes, ni aux médecins.

Les événements internationaux font aussi irruption dans le champ d'activité de l'internat. Au moins quatre anciens internes appartiennent à la Centrale sanitaire internationale qui porte secours aux réfugiés espagnols : Joseph Lévy-Valensi, Arnault Tzanck, Jean Dalsace et Germaine Dreyfus-Sée (promotions de 1906, 1911, 1919 et 1924). Il semble aussi que des étudiants en médecine, dont des internes, seraient partis à la frontière pyrénéenne au début de 1939 pour soigner les Espagnols fuyant la victoire de Franco.

Mais les plus fortes mobilisations de l'internat en tant que tel se font sur des thèmes à forte connotation corporatiste. On se souvient sans doute des photographies où l'on voit François Mitterrand, alors étudiant, manifester en février 1935 sous de larges banderoles où l'on peut lire : « À bas les métèques ! » Elles ont été prises à l'occasion d'un mouvement parti de la faculté de médecine, hostile aux étudiants étrangers qui, leur doctorat obtenu (parfois grâce à des dérogations), s'installent en France pour y exercer la médecine, éventuellement sans avoir perdu le temps du service militaire. Dans cette crise, le comité des internes en exercice se mobilise (alors qu'il se montre souvent dédaigneux à l'encontre des autres organisations étudiantes), car les internes voient dorénavant dans leurs collègues étrangers de fâcheux rivaux qui, en outre, contreviennent à l'engagement sur l'honneur pris, lors de leur entrée en fonction, de ne pas rester en France pour y devenir médecins.

Durant ces années, c'est toute la profession médicale qui est confrontée à une restriction de la demande solvable de soins, à la crise économique et à la hantise de la pléthore médicale qui transforme chaque confrère en concurrent. Il n'y a pas encore de Sécurité sociale pour tous, mais juste les débuts des Assurances sociales, d'ailleurs combattues par les médecins jaloux de leur indépendance. Malgré sa situation objectivement protégée, l'internat n'échappe nullement à ces inquiétants fantasmes de protectionnisme.

Sous le régime de Vichy, le corps médical et ses opinions sont utilisés dans le cadre de la révolution nationale. Là où les médecins croient découvrir la satisfaction de leurs revendications se révèle à l'usage la mise en œuvre d'une politique de xénophobie, d'antisémitisme et d'encadrement professionnel qui n'a pas pour but de les combler. L'ordre des médecins est ainsi créé auprès du gouvernement ; composé de membres choisis et nommés par lui, il se trouve l'exécuteur des basses œuvres, à commencer par l'application des lois qui interdisent l'exercice de la médecine aux médecins nés de père étranger, puis restreignent en fonction d'un *numerus clausus* l'accès des Juifs à la profession médicale.

On ne peut pas, ici, détailler les réactions du corps médical. Il importe simplement de garder à l'esprit que l'internat en est très représentatif.

La plupart des internes sont mobilisés et constatent l'inadéquation du dispositif sanitaire avant d'assister avec effroi à la débandade des armées. Pendant ce temps, un bombardement aérien touche Paris et sa banlieue le 3 juin. Treize bombes tombent sur l'hospice d'Ivry. Une douzaine d'établissements accueillent environ deux cents blessés. Dans Paris déclarée ville ouverte, un petit nombre, retranché dans les hôpitaux, vit l'entrée des troupes allemandes dans la capitale dans une atmosphère de fin des temps.

Après le déjeuner, le patron dit quelques mots aux infirmières réunies dans l'amphithéâtre. Mais il peut à peine terminer. Les sanglots l'en empêchent. Il remonte chez lui, le dos voûté... et nous nous effondrons dans les bras l'un de l'autre [34].

D'ailleurs, rapidement, la Wehrmacht réquisitionne à son profit certains établissements ou, pire encore, certaines parties d'entre eux, imposant la cohabitation.

Très vite, la vie des hôpitaux sous l'Occupation se caractérise par des pénuries en tout domaine : nourriture, chauffage, mais surtout matériel médical et chirurgical, savon, linge... Les internes, on l'a vu, se replient sur les salles de garde qui leur offrent le couvert, la chaleur, mais aussi le réconfort du travail utile et de la camaraderie.

En effet, malgré ses difficultés d'approvisionnement, l'Assistance publique consent un effort pour nourrir son personnel le plus correctement possible. L'allocation hebdomadaire de viande passe à trois cents grammes, ce qui représente cinquante grammes de plus que ce qui était servi aux internes avant 1939. Une circulaire d'avril 1941 précise tout de même aux économes des hôpitaux qu'il leur faudra compenser en légumes tout ce qui va peu à peu faire défaut en viande, charcuterie, triperie, œufs et poisson !

En échange de ces repas, l'administration hospitalière demande les tickets de rationnement, d'ailleurs pas toujours ponctuellement remis, ce qui entraîne des rappels à l'ordre. Et elle continue, selon l'usage, à se faire payer : huit francs cinquante par repas en 1941. Mais, dans le même temps, elle consent une indemnité mensuelle de cent francs aux internes nourris dans les établissements « en compensation des denrées qui ne peuvent plus leur être fournies [35] ». Ce que les internes prennent d'ailleurs comme un encouragement à recourir au marché noir.

Les internes des hôpitaux de Paris

Parmi le salaire de l'interne, raconte Gabriel Richet, interne nommé en 1939, on donnait quarante grammes de viande par jour, on donnait trois cents grammes de légumes, on donnait dix grammes de beurre. La cuisinière de la salle de garde allait à la cuisine de l'hôpital et elle recevait cela, et en plus de cela allait faire des courses. On achetait au marché noir, bien entendu. Mais il y avait là l'essentiel[36].

Dès l'été 1940, on contrevient à la règle de l'externement des internes mariés et on admet les femmes en salle de garde et dans les chambres. Du jamais vu ! En 1942, Pierre Fortin, interne de 1940, loge à l'hôpital de la Cité universitaire avec sa femme et leur enfant âgé de trois ans[37]. Ce qui constituait des exceptions devient sinon répandu, du moins banal. Il faut dire que du fait de l'élévation de l'âge moyen des internes, ceux-ci sont d'autant plus nombreux à être mariés et à avoir des enfants.

Sous l'Occupation, la vie matérielle n'est pas seulement compliquée, elle est chère. En cumulant les diverses indemnités et les mille cinq cents francs annuels des assurances sociales, les internes ne disposent que de peu d'argent. En salle de garde, au moins, la nourriture est garantie, le chauffage suffisant, le linge de maison prêté, le logement possible.

De fait, Gabriel Richet, lui-même marié et père d'une petite fille née en juillet 1942, a défini la salle de garde comme un « lieu de survie » et « la seule façon d'équilibrer les salaires »[38].

Au début de l'Occupation, les internes sont plutôt favorables au maréchal Pétain auquel ils envoient parfois des vœux et des remerciements. L'un de leurs anciens, le Dr Bernard Ménétrel, est le médecin personnel du chef de l'État, ainsi que son secrétaire particulier, et il ne leur ménage pas les gestes de sympathie, parce qu'il est un propagandiste vigoureux et qu'il aime l'internat dont il a gardé le meilleur des souvenirs[39]. Un autre ancien interne, Serge Huard, sera secrétaire d'État à la Santé jusqu'en 1942.

Au fil des mois, les contraintes bureaucratiques, les pressions financières et les pénuries commencent à détacher le corps médical de ses nouvelles institutions et du gouvernement. L'internat se voit confronté de plus en plus clairement aux misères et aux violences de l'Occupation. La Relève médicale (sorte de S.T.O.) menace de priver d'avenir les candidats au concours. Des études sont menées dans les services hospitaliers sur les carences alimentaires qui frappent les enfants et les populations les plus pauvres. Des patrons, parmi les plus prestigieux, se font de l'Académie de médecine une tribune. On croira même (d'ailleurs à tort, car il est en fait membre d'un mouvement de résistance) que le Pr Charles Richet, l'un des représentants d'une des plus éminentes familles d'internes, a été déporté pour avoir présenté à l'Académie de médecine cinq rapports dénonçant le régime de restrictions alimentaires.

Les internes (et les médecins hospitaliers) juifs ont été progressivement exclus des hôpitaux, à l'exception d'une orpheline de guerre et de deux anciens combattants, dont Alexandre Minkowski qui évoque à plusieurs reprises dans ses souvenirs l'aide assez contrastée qu'il reçut de ses collègues.

Tous les autres Juifs du corps médical hospitalier sont peu à peu amenés à se cacher, dans des refuges plus ou moins sûrs. Douze internes et anciens internes ont été déportés pour des motifs raciaux (vingt et un le furent pour des motifs politiques) et aucun d'entre eux n'a survécu. Parmi les déportés politiques revenus, plusieurs se sont consacrés à témoigner en faveur de leurs compagnons de souffrance : Charles Richet, à peine rentré en France, a fait à l'Académie de médecine les premières communications médicales sur les camps. Par la suite, il est devenu le premier spécialiste français de la pathologie de la déportation et de la misère, dirigeant en outre plusieurs thèses d'anciens déportés étudiants en médecine. Avec eux, il a travaillé à l'indemnisation des anciens déportés et à la prise en compte de leurs traumatismes retardés [40]. D'autres internes ont été cités comme témoins au procès de Nuremberg, en particulier Jean-Marie Inbona (de la promotion de 1935).

On constate que les médecins sont souvent venus à la Résistance par le biais médical : aide aux blessés, certificats de complaisance... Les internes ne dérogent point à la règle. Deux d'entre eux, François Wetterwald et Victor Vic-Dupont (promotion de 1942), sont à l'origine du mouvement Vengeance (plus tard fusionné avec Ceux de la Libération) pour avoir créé un petit groupe qui venait en aide à des aviateurs alliés abattus au-dessus de la France. Plus simplement, un certain nombre d'internes trafiquent des analyses de syphilis ou des radios de tuberculose pulmonaire en faveur de requis pour le S.T.O.

Sur les instances de la France libre, un délégué médical est parachuté en France pour former un Comité médical de la Résistance qui, sur le modèle du Conseil national de la Résistance, fédère les différentes organisations clandestines pour essayer, lors des combats qui précéderont la Libération, de constituer des équipes médicales au service des maquis et, à la Libération, de faire face à la situation sanitaire en France. Ses plus hautes instances respectent la hiérarchie médicale, en accueillant d'anciens internes parmi les plus prestigieux, Pasteur Vallery-Radot, Robert Debré... Quant aux équipes chirurgicales volantes, elles sont organisées autour de jeunes internes et coordonnées par un de leurs anciens, Robert Merle d'Aubigné, et leur action est connue grâce à la thèse de l'un d'entre eux, Alec Prochiantz, interne de 1939. Il faut rappeler que de nombreux anciens internes avaient plus tôt rejoint des maquis et que cinq d'entre eux y sont morts dont Ladislas Fischer et Marcel Ullmann (internes de 1933), tués avec leurs blessés lors de la liquidation du maquis du Vercors[41].

Pendant les combats pour la libération de Paris, en août 1944, l'internat se trouve de toute façon, comme au temps des révolutions parisiennes, jeté au cœur de la mêlée. Une partie des combats commence autour de la préfecture de police. Peu à peu sont occupés, à proximité, l'Hôtel de Ville et le siège même de l'Assistance publique, avenue Victoria. Évidemment, l'Hôtel-Dieu se transforme une fois encore en ambulance de première ligne. D'autant que le Quartier latin est tout proche.

Le corps médical hospitalier s'y organise en équipes : chirurgiens et aides opèrent pendant six heures, s'arrêtent six heures, puis relaient une autre équipe. Huit équipes travaillent ainsi pendant sept jours pour faire face à l'afflux des blessés. Pendant ce temps, des médecins les réceptionnent, les trient et s'efforcent de gérer l'encombrement. La tension est aussi vive que l'exaltation car, parfois, une balle perdue traverse les salles. Si les plus âgés, en particulier les anciens combattants de la Première Guerre mondiale, retrouvent des automatismes, les plus jeunes sont confrontés à une expérience inédite.

Même s'il est le plus sollicité, l'Hôtel-Dieu n'est nullement le seul établissement de l'Assistance publique à fonctionner alors de façon intensive. C'est aussi le cas à la Pitié, à Saint-Antoine, à Necker ou à Laennec. Dans cet hôpital sont ainsi opérés deux cents blessés entre le 19 et le 24 août. Le 20 août, l'Hôtel-Dieu, Bichat et Cochin font savoir qu'ils sont pleins. Entre le 18 et le 28 août, les hôpitaux de Paris auraient reçu trois mille cent soixante-douze blessés, dans un flot irrégulier. Dans la nuit du 26 au 27 août, l'hôpital Bichat est touché par un ultime bombardement allemand.

Les hôpitaux, à l'issue de l'insurrection, émergent donc d'une période d'activité fébrile vécue dans l'euphorie. Les armées alliées, qui réquisitionnent à leur tour des établissements, trouvent là des organismes retrempés, mais aux ressources matérielles fortement entamées. Les internes, en particulier les chirurgiens, sont avides de se mettre à l'école américaine, impression renforcée par leur engagement dans l'armée qui les rapproche des nouvelles techniques et instrumentations. Suivra bientôt le « miracle des antibiotiques » qui va transformer l'exercice et les perspectives de la médecine en ouvrant l'ère des thérapeutiques efficaces.

Sous la houlette de l'un d'entre eux, les internes ont pris, à la Libération, possession (temporairement) du ministère de la Santé. Après la guerre, on voit d'autres choses étonnantes, comme d'anciens députés devenus internes (José Aboulker, reçu en 1949). Ou des internes communistes ! En cent quarante ans, on aurait pu en compter quatre tout au plus. Peut-être par manière de provocation, il existe, dans les albums de l'internat, des photos de 1926 où certains posent avec *L'Humanité* déployé devant eux. À la Libération, l'esprit de la Résistance crée parmi les jeunes un engouement pour le Parti. Quoique, à terme, l'interne communiste soit une race en voie d'extinction.

Tout de même, pour la première fois peut-être de son histoire, l'internat émerge comme partenaire privilégié des pouvoirs publics, apte à donner son avis sur les réformes qui s'esquissent.

Une page se tourne...

Les techniques d'anesthésie-réanimation mises en œuvre par le service de santé militaire américain, l'arrivée des antibiotiques font prendre conscience des effets de retard induits par la coupure des années d'occupation. Exceptionnel avant-guerre, le voyage d'études à l'étranger devient, dans l'internat, plus courant, à destination des États-Unis et, dans une moindre mesure, de la Grande-Bretagne. Parallèlement, la pratique des colloques internationaux se répand. Si ces voyages constituent autant d'occasions d'apprentissage technique, ils permettent aussi de découvrir d'autres organisations hospitalières, d'autres approches de la recherche, d'autres cursus de formation. Au début des années 1950 existe ainsi toute une mouvance de jeunes anciens internes, souvent chercheurs, c'est-à-dire en marge de la carrière hospitalo-universitaire, que leurs stages à l'étranger ont convertis à la nécessité de profondes réformes. Celles-ci se justifient, à leurs yeux, par la place croissante des sciences biologiques, et donc de la recherche, et par l'accroissement et la sophistication des équipements médicaux qui, du fait de l'ampleur des investissements, interdisent de continuer à dissocier les clientèles des hôpitaux et des cliniques selon leur niveau de revenus. L'Amicale des médecins radicaux dénonce, en 1956, la « décadence indéniable de la médecine française : sclérose des institutions, vétusté des locaux, injustice des concours, manque de rigueur scientifique et même de morale des élites [42] ».

Ces idées viennent de plus loin. Dans un rapport de janvier 1944, Robert Debré les a déjà exprimées [43]. Après la Libération, des articles du *Médecin français*, journal issu de la Résistance médicale, insistent sur la promotion de la recherche. L'imbroglio des tâches dévolues à l'élite hospitalo-universitaire fait de la recherche la cinquième roue du carrosse et empêche l'enseignement efficace à des étudiants toujours plus nombreux. Après la création, en 1956, d'un comité ministériel présidé par Debré, ces réflexions aboutissent à l'ordonnance du 30 décembre 1958 « relative à la création de centres hospitalo-universitaires, à la réforme de l'enseignement médical et au développement de la recherche médicale ». Elle a des répercussions sur l'internat au sens large, ce qui explique que certains la soutiennent, tandis que d'autres la contestent.

En tout cas, cette réforme des centres hospitalo-universitaires n'a été possible que grâce au financement par la création de l'assurance maladie, qui modifie l'exercice de la médecine libérale et hospitalière. D'ailleurs, les internes eux-mêmes sont immatriculés à la Sécurité sociale à compter du 1er avril 1953. Ce n'est pas un canular, mais une page en train de se tourner.

Lors d'un congrès national des internats français, en 1953, une enquête nationale est demandée sur la condition d'interne, signe d'un profond malaise. Elle aboutit à la recommandation de la création de postes de véritables médecins résidents.

Dès l'après-guerre, le progressif avènement des spécialités, reconnues et tarifées par la Sécurité sociale, semble remettre en cause la primauté de l'internat de Paris qui, jusqu'alors, allait de soi. Il paraît dévalorisé, voire surtout anachronique.

Or le concours devient de plus en plus difficile à décrocher. Il faut dorénavant trois ou quatre ans pour espérer réussir l'externat, et autant pour réussir l'internat. L'interne débutant peut en être à sa septième année d'études de médecine quand il prend ses fonctions ! La relation avec le chef de service, ce qu'il attend de sa formation, l'état de sa vie privée, ses attentes professionnelles, tout s'en trouve altéré. Le parcours devient si fastidieux et si long, estime-t-on, qu'au lieu d'être un commencement l'internat devient une fin.

Pourtant, le nombre de postes d'interne ne cesse d'augmenter, du fait des nécessités du service, sans être toutefois suivi par celui des débouchés hospitaliers. Les restreindre reviendrait toutefois à limiter le rayonnement numérique de l'internat déjà mis à mal.

« Naissance, Gloire, Inquiétude. Telle pourrait être la devise inscrite ce jour au fronton des fêtes de ce cent cinquantenaire », déclare le Pr Pierre Mollaret lors des célébrations officielles. Plus optimiste, il faudrait remplacer inquiétude par profonde mutation pour

Les internes des hôpitaux de Paris

expliquer que, avec l'avènement du temps plein hospitalier et les nouvelles conditions d'exercice de la médecine, les internes ont changé de statut et, sans doute, de nature, tout en gardant le souci de s'inscrire dans le droit fil de leurs aînés.

Conclusion

Je rentre à Paris au début de septembre pour déménager à Angers, écrit en 1938 un interne à un collègue. C'est bien la fin de la bonne vie d'interne[1].

« Mes quatre ans sont finis... Hélas », disait la chanson, sous le Second Empire. Voici donc venu le temps de passer à autre chose. Après l'internat commence une autre existence, celle du médecin de province, de Paris, du praticien libéral, du médecin hospitalier, toutes histoires évoquées dans d'autres « vies quotidiennes ».

Il faut avoir l'idée de ce que l'on veut faire après l'internat. Sera-ce la grande carrière ? Celle qui mène aux hôpitaux, à l'université, à l'Institut ? Il s'agit de se préparer à concourir pendant au moins une dizaine d'années pour gravir les échelons escarpés de la hiérarchie. De nouveau en essayant de se grouper par affinités, mais avec, cette fois, la certitude d'être directement rivaux.

Étant donné la patience et la diplomatie nécessaires, quel intérêt pousse les candidats à consentir ces sacrifices ? Jusque dans les années 1960, l'hôpital ne constitue pas une carrière en soi. C'est une obligation prenante et peu rémunératrice. Mais, en échange, les titres génèrent indirectement des revenus en attirant la clientèle et en justifiant des honoraires élevés. De même qu'ils constituent, dans le système pyramidal qui régit l'élite médicale, une étape indispensable pour d'autres conquêtes.

Je devais construire ma vie personnelle, écrit Robert Debré. Avec confiance, je partais pour la course vers l'avenir. Se mêlaient avec ardeur les ambitions de la carrière, la recherche des succès et la soif intense de connaître. Les concours pour l'obtention des grades de médecin des hôpitaux et d'agrégé ne m'effrayaient point et, je l'avoue, m'amusaient même... Mais il faut dire la vérité : on se sentait protégé par la puissance de ses maîtres[2].

Ajoutons à ces raisons, selon les cas, le désir de continuer une lignée familiale ou, au contraire, d'éviter un destin tout tracé (reprendre le cabinet ou la clinique de son père dans une ville de province, par exemple). Tout de même, pour faire ce choix, il faut avoir la possibilité, intellectuelle mais aussi matérielle, de rester à Paris pour tenter sa chance. Tandis qu'on concourt, on est assistant plus ou moins bénévole dans les hôpitaux, parfois chargé de cours à la faculté, on se fait une clientèle, on cultive des relations, on publie en collaboration. Bref, on existe sur la scène médicale parisienne où il faut figurer, au prix de pas mal d'abnégation. On raconte que la famille de la femme de Fer-

Conclusion

nand Widal, toute composée de polytechniciens depuis
des générations, considérait avec effarement l'existence de perpétuel candidat du jeune médecin briguant
tour à tour le médicat des hôpitaux puis l'agrégation
et le professorat.

Le manque d'argent, la nécessité de gagner sa vie
peuvent détourner des hôpitaux. Ces considérations
économiques se mêlent parfois à une évaluation lucide
des chances : sur quels appuis compter ?

On connaît l'aigreur recuite que Léon Daudet,
interne provisoire qui s'était estimé barré dans la voie
des concours, traîna après lui contre les médecins, écri-
vant dans la foulée les très violents et orduriers *Morti-
coles*. On sait sans doute moins que Louis Véron
devait finir à la direction de l'Opéra après avoir échoué
à un concours de préparateur qui lui fit estimer avoir
parmi les professeurs des « ennemis puissants[3] ». Il
peut s'agir, moins dramatiquement, d'une rencontre de
circonstances contraires :

> Ayant eu la malchance, à la fin de son inter-
> nat, de perdre cinq de ses patrons en deux ans, il
> estima qu'il ne lui était plus possible de continuer
> à Paris car le résultat au concours hospitalier dans
> ces conditions lui paraissait trop aléatoire. Son
> père, par ailleurs, ne pouvait lui assurer matériel-
> lement la continuation d'études et de concours
> trop coûteux pour ses moyens. C'est ainsi que son
> internat terminé, Georges Desbuquois s'installa à
> Tours en 1931, comme médecin généraliste, fier
> et fort du titre prestigieux que conférait alors celui
> d'ancien interne des hôpitaux de Paris[4].

Les internes des hôpitaux de Paris

Car renoncer à concourir n'est pas synonyme d'échec ou d'amertume. La hiérarchie hospitalière, et *a fortiori* universitaire, ne constitue jamais, par définition, qu'une minorité : moins de dix pour cent des anciens internes seront médecins des hôpitaux de Paris, moins de quatre pour cent accéderont à la faculté. L'internat offre l'immense avantage de garantir d'autres perspectives sûres et gratifiantes. Les anciens internes sont bien des privilégiés de la médecine et reçoivent, lors de leur installation, la récompense des efforts consentis. Le titre fait la publicité et la formation fait le reste, leur donnant assurance et expérience, en dépit de leur jeunesse. « On peut encore, écrit Louis Véron, se faire une position honnête, acquérir une espèce de fortune, en exerçant la médecine à Paris, en prenant le haut du pavé, moitié par son savoir, moitié par son savoir-faire [5]. »

On peut s'installer à Paris comme interniste, chirurgien, accoucheur ou spécialiste. Le titre d'ancien interne est un viatique suffisant pour envisager avec confiance la conquête d'une belle clientèle. La majorité des anciens internes choisissent en fait de pratiquer dans la capitale.

Autre cas, on a depuis toujours le désir de retourner dans sa province natale ? On veut se faire une place au soleil ? On vient donc, auréolé de la gloire de l'internat et plein d'ambitions, comme celles de devenir grand consultant régional, médecin de l'hôpital local, professeur à l'école préparatoire de médecine. Croyons-en Balzac qui écrit dans *Le Curé de campagne* (1841) :

Conclusion

Roubaud était un de ces jeunes médecins absolument instruits, comme il en sort actuellement de l'École de médecine de Paris, se sentant d'ailleurs plus de savoir que d'intrigue, plus d'aptitude que d'avidité, son caractère doux l'avait ramené sur le théâtre étroit de la province, où il espérait être plus apprécié qu'à Paris.

Un consultant est un médecin qui reçoit à son cabinet ou qui visite un malade à la demande du médecin traitant ou à l'initiative du malade. Il ne soigne pas directement mais rédige un protocole de traitement que le médecin habituel est chargé d'appliquer. Il rayonne dans toute une région. Un ancien interne, installé dans une ville de province, peut voir son influence s'exercer facilement à cinquante kilomètres alentour. Et le chemin de fer ne fait qu'augmenter le phénomène. En dehors des villes de faculté, il n'y a pas d'autres spécialités que la chirurgie, l'O.R.L., l'ophtalmologie et plus tard la radiologie. Le médecin consultant a donc compétence sur le reste : maladies infectieuses, gastrologie, pneumologie, cardiologie, neurologie, dermatologie et pédiatrie. Cette polyvalence est justement construite tout au long de l'externat puis de l'internat.

La jeune génération ne sait plus aujourd'hui ce qu'était un grand consultant régional honoré de ses pairs et par les autorités locales, quelquefois redouté, mais toujours respecté de l'ensemble des médecins de sa région [...] et surtout connu, admiré et aimé par toute une population. Ce personnage de consultant polyvalent qui devait tout savoir à une époque où l'information médicale n'était pas diffusée comme aujourd'hui, vers qui se tournait tout médecin et toute famille en difficulté pour un diagnostic, une décision thérapeutique, et éventuellement recours ultime dans les cas désespérés [6].

On citera l'exemple d'Alphonse Guérin (interne de la promotion de 1840) qui soigna le pape Pie IX. Lorsque cela se sut, ce fut un défilé ininterrompu de malades lorsqu'il était en vacances dans son château près de Ploërmel.

L'autre voie privilégiée est celle de la chirurgie. Voici Achille Flaubert, interne de 1805 ; il est nommé prévôt d'anatomie à Rouen à la fin de 1806, avec un autre interne. Il soutient sa thèse à Paris en 1810 et se marie deux ans plus tard avec une filleule de son patron, très bien dotée, tandis qu'il ne possède guère de fortune. En 1815, il est chirurgien en chef à l'Hôtel-Dieu de Rouen. Le fait d'être l'unique enseignant possible ne l'empêche pas de contribuer à créer une école provisoire de médecine dès 1821. Au cours de sa carrière, son enrichissement personnel sera considérable : il possédait quinze mille francs lors de son installation, à la fin de sa vie, sa fortune s'élève à huit cent mille francs.

René Küss, interne de 1938, a plaisanté cette démarche, non sans un fond de vérité :

Alors vous faites l'internat et une année de clinicat, pour avoir le titre « ancien chef de clinique » sur la plaque. Ça, c'était surtout pour la province. Et alors, comme les internes n'étaient jamais mariés à cette époque-là, il fallait épouser la fille riche de la région ou, souvent, la fille du chirurgien de la région ; il y avait tout un ensemble comme ça qui se préparait et on avait une belle situation en province. Ces cas concernaient à peu près huit cas sur dix[7].

Beaucoup de jeunes provinciaux ont en effet choisi l'internat parce qu'il est la meilleure — si ce n'est la seule — école de chirurgie. D'emblée, ils avaient en tête la concrétisation d'un projet, comme la reprise de la clinique chirurgicale paternelle qui représente un patrimoine important. Ces situations professionnelles sont complétées de fonctions dans les hôpitaux, voire les écoles de médecine, et s'accompagnent de positions de notabilité.

« Il finira médecin à Châteauroux ou à Montélimar. Son ventre s'arrondira chaque année. Un à un, ses cheveux tomberont au milieu de la considération générale. Il aura un gilet blanc, barré d'une large chaîne d'or et une fille anémique qui passera le pain béni à la grand-messe, les jours de fête[8] », a pronostiqué comiquement un externe en voyant ses glorieux aînés.

D'autres fois, on n'a guère de projets définis et c'est l'occasion (une rencontre, une recommandation, une annonce...) qui fait le médecin. À cet égard, comment ne pas citer cette délicieuse annonce parue en 1911 dans un journal médical : « Ancien externe, vingt-six ans, terminant études serait heureux entrer relations, par remplacement par exemple, avec médecin ayant fille à marier et clientèle à céder bientôt. »
À l'intérieur de la zone de rayonnement de Paris, les appuis entre collègues, éventuellement de générations différentes, voire ne se connaissant pas, jouent un rôle décisif, comme le souligne Louis Teyssier, interne de 1935 :

Les internes des hôpitaux de Paris

Il y avait une franc-maçonnerie de l'internat. Quand ils arrivaient en fin d'internat, s'il y avait des places à prendre quelque part, c'était la ruée. Il y avait une solidarité terrible[9].

Des groupes locaux d'anciens internes se constituent, de façon informelle, dans des villes de province, qui s'efforcent d'assurer l'installation et la promotion de collègues. On se signale les places à prendre, on s'épaule dans les concours face aux candidats d'autres origines et, naturellement, quand un ancien interne recherche un associé, il s'adresse aux jeunes collègues. C'est ainsi que se décide, en 1933, la venue à Abbeville de Jean Maës :

Il y avait place pour un jeune chirurgien car Jean Chalochet [interne de 1897, chirurgien à l'Hôtel-Dieu d'Abbeville] ne pouvait plus assumer seul le travail, tant en ville qu'à l'hôpital. Son assentiment suffisait, joint à la grande cordialité de son accueil[10].

Des avis peuvent suffire car — c'est la définition même de l'exercice libéral — l'installation peut se faire n'importe où. Et surtout, l'internat en donne la crédibilité et, en ce sens, les moyens. Jean Scheid explique ainsi s'être installé à Troyes, dans les années 1930, « au hasard, après des discussions entre collègues[11] ». D'ailleurs, ayant créé le premier poste de cardiologie de la ville, il accède à l'hôpital dont il deviendra médecin-chef. Ces fonctions hospitalières sont très courantes pour les anciens internes installés dans des villes qui ne possèdent pas leur propre faculté. Ils cumulent des postes rémunérateurs ou honorifiques.

Conclusion

Peut-être plus encore que pour les anciens internes qui choisissent la voie des concours, le retour ou le départ en province correspond donc à une installation dans la vie, souvent symbolisée par un mariage. À l'appui familial ou aux revenus trop chiches de l'internat succèdent l'indépendance et, souvent, l'aisance financières.

Les internes sont-ils de bons partis ? On le pense couramment dans la bourgeoisie, quoique, « à cause de la réputation de libertinage ou d'incrédulité des étudiants en médecine, il faille enquêter sérieusement sur la santé et la moralité du jeune praticien [12]... ».

La situation de l'interne est donc faite de paradoxes. Il est un élément indispensable au fonctionnement des services et de l'hôpital à une époque où le plein temps n'existe pas ; il est investi lors de la contre-visite et de la garde des responsabilités les plus lourdes. Et pourtant, il porte aussi le nom d'« élève des hôpitaux » ; il est en formation sous l'égide de ses patrons. Une carrière prometteuse en termes de prestige, de notoriété et de réussite matérielle est son point de mire. Mais, pour cela, il lui faut accepter, entre vingt et vingt-cinq ans, plus tard entre vingt-cinq et trente ans, de ne gagner que de quoi subvenir chichement à son entretien.

Cela n'empêche pas les anciens internes d'avoir gardé, de leurs années d'exercice, des souvenirs excellents, tant pour la formation que pour la vie en commun. « Ce furent les meilleures années de ma vie par le travail et l'amitié, auprès de patrons très aimés. » Cette déclaration d'amour pour l'internat fut écrite par un ancien interne de 1933 [13]. À n'en pas douter, nombreux sont ses collègues qui auraient pu souscrire à ces lignes.

Bibliographie générale

Ce livre s'appuie sur des ouvrages, des archives, des mémoires, des témoignages qu'il serait trop long de citer ici. De nombreuses références figurent dans les notes rattachées aux différents chapitres. Pour les détails, nous invitons donc le lecteur à s'y reporter.

Les médecins. L'internat

ACKERKNECHT, Erwin H., *La Médecine hospitalière à Paris, 1795-1848*, Paris, Payot, 1986.

BALLOUL, Patrick, *La Salle de garde ou le Plaisir des dieux*, Paris, Maloine, 1995.

BORSA, Serge et MICHEL, Claude-René, *La Vie quotidienne des hôpitaux en France au XIXe siècle*, Paris, Hachette, 1985.

CABANES, Augustin, *La Salle de garde*, Paris, Montagu, 1917.

CALLEBAT, Louis (dir.), *Histoire du médecin*, Paris, Flammarion, 2000.

CHAMPION, Pierre, *La Charité*, Lyon, Laboratoires Ciba, 1937.

DARMON, Pierre, *La Vie quotidienne du médecin parisien en 1900*, Paris, Hachette, 1988.

DURAND-FARDEL, Raymond, *Livre du centenaire de l'internat des hôpitaux de Paris*, Paris, G. Steinheil, [1902].

FOSSARD, Jacques, *Histoire polymorphe de l'internat en médecine et en chirurgie des hôpitaux et hospices civils de Paris*, 2 tomes, Grenoble, CPBF, 1982.

FUNCK-BRENTANO, Franck, *L'Hôpital général de Bicêtre*, Lyon, Laboratoires Ciba, 1938.

GOUBERT, Jean-Pierre, *La Médicalisation de la société française, 1770-1830*, Waterloo, Historical Reflections Press, 1982.

HUARD, Pierre et GRMEK, M.D., *Sciences, médecine et pharmacie de la Révolution à l'Empire, 1789-1815*, Paris, Éd. Roger Dacosta, 1970.

IMBERT, Jean (dir.), *Histoire des hôpitaux en France*, Toulouse, Privat, 1982.

LANZAC DE LABORDIE, L. de, *Paris sous Napoléon. Assistance et bienfaisance*, Paris, Plon, 1908.

LEMAIRE, Jean-François, *Napoléon et la médecine*, Paris, François Bourin, 1992.

LÉONARD, Jacques, *La France médicale au XIXᵉ siècle*, Paris, Gallimard/Julliard, 1978. *La Médecine entre les pouvoirs et les savoirs*, Paris, Aubier, 1981. *La Vie quotidienne du médecin de province au XIXᵉ siècle*, Paris, Hachette, 1977.

LE PESTEUR, Jacques, *Fresques de salles de garde*, Paris, Ramsay, 1980.

LEROUX-HUGON, Véronique, *Des saintes laïques. Les infirmières à l'aube de la IIIᵉ République*, Paris, Sciences en situation, 1992.

MARTINEAUD, Jean-Paul, *Histoire de l'hôpital Lariboisière. Le Versailles de la misère*, Paris, L'Harmattan, 1998.

ROUSSET, Vincent (dir.), *Des femmes, des hommes, un hôpital*, Paris, Doin, 1999.

SALAÜN, Françoise (dir.), *Accueillir et soigner*, Paris, Doin, 1999.

VALLERY-RADOT, Pierre, *Un siècle d'histoire hospitalière*, Paris, Paul Dupont, 1948.

VERGEZ, Bénédicte, *Le Monde des médecins au XXᵉ siècle*, Bruxelles, Complexe, 1996.

WEISZ, Georges, « Les transformations de l'élite médicale en France », *Actes de la recherche en sciences sociales*, n° 74, septembre 1988.

De l'hospital des Incurables à l'hôpital Laennec, 1634-2000, Paris, Éd. Hervas, 2000.

Souvenirs. Mémoires. Journaux

ACHARD, Charles, *Confession d'un vieil homme du siècle*, Paris, Mercure de France, 1943.

BERNARD, Jean, *C'est de l'homme qu'il s'agit*, Paris, Odile Jacob, 1988.

CABROL, Christian, *Une histoire de cœur*, Paris, Les Belles Lettres, 1999.

DAUDET, Léon, *Devant la douleur*, Paris, Grasset, 1931.

DEBRÉ, Robert, *L'Honneur de vivre*, Paris, Hermann-Stock, 1974.

GODEAU, Pierre, *Les Héritiers d'Hippocrate. Mémoires d'un médecin du siècle*, Paris, Flammarion, 2000.

GONCOURT, Jules et Edmond de, *Journal*, 3 tomes, Paris, Robert Laffont, 1989.

GOSSET, Antonin, *Chirurgie, chirurgiens*, Paris, Gallimard, 1941.

LAGNEAU, Louis-Vivant, *Journal d'un chirurgien de la Grande Armée*, Paris, Émile-Paul, 1913.

LE GENDRE, Paul, *Du Quartier latin à l'Académie*, Paris, Maloine, 1930.

MÉNIÈRE, Prosper, *L'Hôtel-Dieu de Paris en juillet et août 1830. Histoire de ce qui s'est passé dans cet hôpital pendant et après les trois grandes journées*, Paris, Heideloff et Canel, 1830.

MERLE d'AUBIGNÉ, Robert, *Une trace*, Paris, La Table Ronde, 1987.

MILLIEZ, Paul, *Ce que je crois*, Paris, Grasset, 1986. *Ce que j'espère*, Paris, O. Jacob, 1989.

MINKOWSKI, Alexandre, *Le Mandarin aux pieds nus*, Paris, Éd. du Seuil, 1975. *Un Juif pas très catholique*, Paris, Ramsay, 1980.

PASTEUR VALLERY-RADOT, Louis, *Mémoires d'un non-conformiste*, Paris, Plon, 1970.

POUMIÈS DE LA SIBOUTIE, François, *Souvenirs d'un médecin de Paris*, Paris, Plon, 1910.

QUÉNU, Jean, *Notre internat*, Paris, Doin, 1971.

VÉRON, Louis, *Mémoires d'un bourgeois de Paris*, Paris, Librairie nouvelle, 1856.

Pages de garde. Textes inédits pour l'internat des hôpitaux de Paris, Paris, Gallimard, 2002.

Biographies

DIESBACH, Ghislain de, *Proust*, Paris, Perrin, 1991.

GIROIRE, Henri, *Clovis Vincent, 1879-1947*, Paris, Perrin, 1971.

HUGUET, Françoise, *Les Professeurs de la faculté de médecine de Paris*, Paris, Éd. du CNRS, 1991.

Bibliographie générale

Lellouch, Alain, *Jean Martin Charcot et les origines de la gériatrie*, Paris, Payot, 1992.

Lemierre, André, *Un grand médecin français, Widal*, Paris, Expansion scientifique française, 1955.

Lottman, Herbert, *Gustave Flaubert*, Paris, Fayard, 1989.

Mondor, Henri, *Grands médecins presque tous*, Paris, Correa, 1943.

Vanderpooten, Claude, *Samuel Pozzi. Chirurgien et ami des femmes*, Paris, V et O Éditions, 1992.

Notes

INTRODUCTION

1. Lettre du Pr Letulle au président du conseil de surveillance de l'Assistance publique, novembre 1918, reproduite dans les procès-verbaux de la séance du 5 décembre 1918 (archives de l'Assistance publique).

2. Discours du président du banquet de l'internat, reproduit par *L'Internat de Paris*, janvier-juillet 1937.

3. Cité par Jean-François Lemaire, *Napoléon et la médecine*, Paris, François Bourin, 1992, p. 161.

4. Cité par Sayah Maamar, « La faculté de médecine de Paris de la Révolution à l'Empire », *Revue de l'institut napoléonien*, n° 157, 1991.

CHAPITRE PREMIER — Pourquoi devenir interne ?

1. Cité par Jean-François Lemaire, *Napoléon et la médecine, op. cit.*, p. 160.

2. *Cf.* Robert Merle d'Aubigné, *Une trace*, Paris, La Table Ronde, 1987, p. 45-46.

3. *Les Annales de la jeunesse médicale*, décembre 1919.

4. Cité dans *L'Information universitaire*, 11 novembre 1922.

5. Cité *in* Louis Callebat (dir.), *Histoire du médecin*, Paris, Flammarion, 2000.

6. Roger Gillet, *Vues sur les études médicales aujourd'hui et demain*. Thèse de médecine, Paris, Imprimerie de Toulon, 1942, p. 14.

7. *Ibid.*

8. Jean Vanier, *Le Cœur et l'Esprit*, Aurillac, Imprimerie moderne, 1976, p. 95-97.

9. Témoignage du Dr Alexandre Negreanu rédigé pour l'auteur en 1993.

10. Allocution du Dr Bazy au banquet de l'internat du 23 avril 1921, reproduite dans le *Bulletin de l'association des internes et anciens internes des hôpitaux et hospices civils de Paris*, juin 1921.

11. Jean Bernard, *C'est de l'homme qu'il s'agit*, Paris, Odile Jacob, 1988, p. 72.

12. Paul Milliez, *Ce que j'espère*, Paris, Odile Jacob, 1989, p. 27.

13. Dr Poumiès de La Siboutie, *Souvenirs d'un médecin de Paris*, Paris, Plon, 1910, p. 79.

14. Erwin H. Ackerknecht, *La Médecine hospitalière à Paris, 1794-1848*, Paris, Payot, 1986, p. 165-166.

15. Georges Weisz, « Les transformations de l'élite médicale en France », *Actes de la recherche en sciences sociales*, septembre 1988.

Chapitre deux — Le concours

1. Société des élèves de l'Hôtel-Dieu, 1821-1823 (archives de l'Assistance publique — Foss 91).

2. *Archives générales de médecine*, 1826, 10, citées par Erwin H. Ackerknecht, *La Médecine hospitalière à Paris, 1794-1848, op. cit.*, p. 165.

3. Procès-verbaux du conseil de surveillance de l'Assistance publique, séance du 6 mai 1920 (archives de l'Assistance publique-1L55).

4. Concours de 1885. Rapport à M. le préfet de la Seine (archives de l'Assistance publique — Foss 761).

5. Pierre Godeau, *Les Héritiers d'Hippocrate. Mémoires d'un médecin du siècle*, Paris, Flammarion, 2000, p. 91.

6. Pierre Bourgeois, *Souvenirs d'enfance et de jeunesse*, manuscrit.

7. Allocution d'Étienne Bernard, président des in-

ternes en exercice, au banquet de l'internat du 6 mai 1922, *Bulletin de l'association des internes et anciens internes des hôpitaux de Paris*, mars-juin 1922.

8. Archives de l'association des internes et anciens internes des hôpitaux de Paris.

9. Archives de l'Assistance publique. Bureau des internes.

10. Sylvain Blondin, « Éloge de M. Paul Funck-Brentano », *Bulletin de l'Académie de médecine*, séance du 22 octobre 1963.

11. Raymond Durand-Fardel, *L'Internat en médecine et en chirurgie des hôpitaux et hospices civils de Paris*, Paris, G. Steinhel, s.d. [1902], p. 53.

12. Concours de 1885. Notes d'une séance de correction par un membre du jury (archives de l'Assistance publique — Foss 761).

13. Témoignage rédigé par Jean Debelut pour l'auteur en 1994.

14. Cité par Jean-François Lemaire, *Napoléon et la médecine*, Paris, *op. cit.*, p. 163.

15. Bernard Copel, « Impressions d'oral par Jean Giraudoux », *La Science médicale pratique*, 15 mars 1930.

16. Pierre Godeau, *Les Héritiers d'Hippocrate. Mémoires d'un médecin du siècle*, Paris, Flammarion, 2000, p. 115.

17. Raymond Durand-Fardel, *L'Internat en médecine et en chirurgie...*, *op. cit.*, p. 54.

18. Bernard Copel, « Impressions d'oral par Jean Giraudoux », *op. cit.*

19. Lucien Setbon, « L'externat des années cinquante », *L'Internat de Paris*, janvier 1996.

20. *L'Externat et l'Internat*, Paris, Le Concours médical, 1956, p. 42.

21. Pierre Godeau, *Les Héritiers d'Hippocrate...*, *op. cit.*, p. 40.

22. Henri Giroire, *Clovis Vincent, 1879-1947*, Paris, Perrin, 1971, p. 126.

23. Cité par Alain Lellouch, *Jean Martin Charcot et les origines de la gériatrie*, Paris, Payot, 1992, p. 17.

CHAPITRE TROIS — Messieurs (et mesdames)
les internes

1. Procès-verbaux du conseil de surveillance de l'Assistance publique, séance du 2 novembre 1871 (archives de l'Assistance publique — 1L12).

2. Procès-verbaux du conseil de surveillance de l'Assistance publique, séance du 12 juin 1879 (archives de l'Assistance publique — 1L15).

3. Procès-verbaux du conseil de surveillance de l'Assistance publique, séance du 17 novembre 1881 (archives de l'Assistance publique — 1L17).

4. Procès-verbaux du conseil de surveillance de l'Assistance publique, séance du 24 juillet 1884 (archives de l'Assistance publique — 1L19).

5. Georges Duhamel, *La Pierre d'Horeb*, Paris, Ferenczi, 1933, p. 31.

6. Cité par Jean-Paul Martineaud, *Histoire de l'hôpital Lariboisière...*, Paris, L'Harmattan, 1998, p. 147.

7. Lettre au directeur général de l'Assistance publique, 30 sept. 1884 (www.leplaisirdesdieux.com).

8. Banquet annuel de l'internat, *L'Internat de Paris*, janvier-juillet 1937.

9. *L'Étudiante catholique*, mars 1933.

10. *La Section médicale*, 1919.

11. Notice d'A. Déjerine-Klumpke (www.whonamedit.com).

12. Archives de l'association des internes et anciens internes des hôpitaux de Paris.

13. Bénédicte Vergez, *Les Internes et anciens internes des hôpitaux de Paris*. Thèse pour le doctorat en histoire, Institut d'études politiques de Paris, 1995, chapitres 7 et 13.

Notes

Chapitre quatre — Le patron

1. Bernard Copel, « Le patron », *La Science médicale pratique*, 1er novembre 1933.

2. Dr Poumiès de La Siboutie, *Souvenirs d'un médecin de Paris*, *op. cit.*, p. 124.

3. Maurice Chevassu, *Leçon inaugurale*, Paris, Baillière, 1939.

4. André Sicard, « Éloge du doyen Gaston Cordier (1902-1965) », *Bulletin de l'Académie de médecine*, séance du 1er mars 1966.

5. Témoignage du Pr René Küss donné à l'auteur en 1990.

6. D'après un texte autobiographique de Maurice Deparis, cité par Maurice Pestel dans le *Bulletin de l'Académie de médecine*, séance du 17 février 1987.

7. Témoignage du Dr Bernard Jamain donné à l'auteur en 1990.

8. Frédéric Dubois, *Éloges de l'Académie de médecine*, Paris, Didier, 1864, p. 391.

9. Allocution du Dr Desnos, de l'Académie de médecine, au banquet de l'internat de 1925, reproduite dans le *Bulletin de l'association des internes et anciens internes des hôpitaux et hospices civils de Paris*, avril-juin 1925.

10. Henri Mondor, *Grands médecins presque tous*, Paris, Correa, 1943, p. 75.

11. Témoignage du Dr Alexandre Negreanu rédigé pour l'auteur en 1993.

12. Pierre Godeau, *Les Héritiers d'Hippocrate*, *op. cit.*, p. 49.

13. Paul Gagnière, « Corvisart » *in* Jean Tulard (dir.), *Dictionnaire Napoléon*, Paris, Fayard, 1987, p. 530.

14. Dr Ernest Barthez, *La Famille impériale à Saint-Cloud et à Biarritz*, Paris, Calmann-Lévy, 1913.

15. Émile Wiriot, *Paris de la Seine à la Cité universitaire*, Paris, Tolra, 1930, p. 137.

16. Dr Pierre Maurel, « Le professeur Widal », *La Vie médicale*, 25 février 1929.

17. Cité par Jean-François Lemaire, « L'émulatrice faculté de médecine de Paris sous l'Empire », *Le Souvenir napoléonien*, mars-avril 1994, p. 24.

18. Robert Debré, *L'Honneur de vivre*, Paris, Hermann-Stock, 1974, p. 95-97.

19. Musée Carnavalet.

20. *Cf. La Leçon de Charcot. Voyage dans une toile*, Paris, AP-HP, 1986.

21. Musée d'Orsay.

22. Académie de médecine et musée de l'Assistance publique.

23. Henri Bricaire, « Éloge d'Alfred Gilbert-Dreyfus », *Bulletin de l'Académie de médecine*, séance du 24 avril 1990.

24. Dr Pierre Mauriac, « Le césarisme à la faculté », *La Revue hebdomadaire*, 4 août 1923.

25. *Leçon inaugurale du Pr Jean Baumann à la faculté de médecine de Paris, 12 novembre 1958*, Paris, ancienne imprimerie de la cour d'appel, 1959, p. 10.

26. Lettre de Louis Pasteur Vallery-Radot à M. Delay, 15 juin 1927. Citée *in Discours de réception de Jean Delay à l'Académie française*, Paris, Gallimard, 1960, p. 76.

27. Robert Debré, *L'Honneur de vivre*, *op. cit.*, p. 141.

28. *Ibid.*, p. 95-97.

29. Robert Merle d'Aubigné, *Une trace*, *op. cit.*, p. 48.

30. Témoignage du Pr Claude Laroche donné à l'auteur en 1990.

31. *Leçon inaugurale du Pr Jean Baumann, 12 novembre 1958*, *op. cit.*, p. 10.

32. Cité par Louis Pasteur Vallery-Radot, « Nécrolo-

gie. André Lemierre », *Bulletin de l'Académie de médecine*, séance du 20 novembre 1956.

33. André Lemierre, *Un grand médecin français, Widal*, Paris, Expansion scientifique française, 1955, p. 134.

34. Pierre Godeau, *Les Héritiers d'Hippocrate..., op. cit.*, p. 122.

35. Procès-verbaux du conseil et de l'assemblée des professeurs de la faculté de médecine de Paris. Conseil, séance du 31 mai 1934 (Archives nationales — AJ[16] 6294).

36. Pierre Bourdieu, *Homo academicus*, Paris, Éditions de Minuit, 1984, p. 78.

37. Jean-Louis Lortat-Jacob, « Éloge. François de Gaudart d'Allaines », *Bulletin de l'Académie de médecine*, séance du 4 mars 1975.

38. *Discours de réception de Jean Delay..., op. cit.*, p. 79.

CHAPITRE CINQ — Au travail

1. Cité par Jean-François Lemaire, « L'émulatrice faculté de médecine de Paris sous l'Empire », *Le Souvenir napoléonien*, mars-avril 1994.

2. Bernard Copel, « L'interne », *L'Association médicale*, février 1933.

3. Erwin H. Ackerknecht, *La Médecine hospitalière à Paris, 1795-1848, op. cit.*, p. 17.

4. Dr Christian Brissac, *Si j'étais médecin*, Paris, La Pensée universelle, 1978, p. 4.

5. Alain Corbin, *Le Miasme et la Jonquille*, Paris, Aubier, 1982, p. 60.

6. Emmanuel de Pastoret, *Rapport fait au conseil général des hospices, par un de ses membres, sur l'état des hôpitaux, des hospices et des secours à domicile à Paris, 1er janvier 1804-1er janvier 1814*, Paris, imprimerie Huzard, 1816.

7. Cité par L. de Lanzac de Labordie, *Paris sous Napoléon. Assistance et bienfaisance*, Paris, Plon, 1908.

8. Edmond et Jules de Goncourt, *Journal*, Paris, Robert Laffont, 1989, tome II, p. 487.

9. Discours du Pr Achard, *Bulletin de l'Académie de médecine*, séance du 14 décembre 1937.

10. Pierre Godeau, *Les Héritiers d'Hippocrate...*, op. cit., p. 45.

11. Étienne de Véricourt, « Orientations nouvelles de la profession médicale », *Construire. Foyers de vie française*, Paris, J. Dumoulin, 1943, p. 204.

12. Ulysse Trélat, *Rapport de messieurs les membres du conseil général des hôpitaux et hospices civils du département de la Seine, mars 1841 à mars 1842*, Paris, imprimerie Blondeau, s.d.

13. Ensemble conservé au musée de l'Assistance publique à Paris. Numéros 262 à 266 du catalogue.

14. *Rapport fait au conseil général des hospices, par un de ses membres, sur l'état des hôpitaux, des hospices et des secours à domicile à Paris, 1er janvier 1804-1er janvier 1814, op. cit.*

15. Cité par Évelyne Bloch-Dano, *Madame Zola*, Paris, Grasset, 1997, p. 16.

16. Procès-verbaux du conseil de surveillance de l'Assistance publique, séance du 16 mai 1867 (archives de l'Assistance publique — 1L8).

17. Jules Tanin, *Le Philanthrope au bagne de Brest*, s.l., Librairie des bibliophiles, 1883.

18. Robert Merle d'Aubigné, *Une trace*, op. cit., p. 51.

19. Maurice Pestel, « Éloge de Maurice Deparis », *Bulletin de l'Académie de médecine*, séance du 17 février 1987.

20. Dr Poumiès de La Siboutie, *Souvenirs d'un médecin de Paris*, op. cit., p. 101.

21. Edmond et Jules de Goncourt, *Journal*, 26 décembre 1860, *op. cit.*, tome I, p. 650.

22. Témoignage du Dr Alexandre Negreanu rédigé pour l'auteur en 1993.

23. Cité par Jean-François Lemaire, « L'émulatrice faculté de médecine de Paris sous l'Empire », *op. cit.*, p. 22-23.

24. Guy Héraud, *Histoire d'une institution, l'internat des hôpitaux de Paris*. Thèse dactylographiée, 1952, p. 74 (archives de l'Assistance publique — C695).

25. *Rapport fait au conseil général des hospices, par un de ses membres, sur l'état des hôpitaux, des hospices et des secours à domicile à Paris, 1er janvier 1804-1er janvier 1814, op. cit.*

26. Guy Héraud, *Histoire d'une institution, l'internat des hôpitaux de Paris, op. cit.*, p. 155.

27. Cité *in* exposition du musée des Arts et Métiers, Paris, 23 février-7 avril 2002.

28. *Ibid.*

29. Robert Debré, *L'Honneur de vivre*, Paris, Hermann-Stock, 1974, p. 85, et Dr Poumiès de La Siboutie, *Souvenirs d'un médecin de Paris, op. cit.*, p. 113.

30. Témoignage du Pr Claude Laroche donné à l'auteur en 1990.

31. Henri Mondor, *Grands médecins presque tous, op. cit.*, p. 281.

32. Dr Poumiès de La Siboutie, *Souvenirs d'un médecin de Paris, op. cit.*, p. 91.

33. Edmond et Jules de Goncourt, *Journal*, 18 décembre 1860, *op. cit.*, tome I, p. 644.

34. Dr Louis Véron, *Mémoires d'un bourgeois de Paris, op. cit.*, p. 6.

35. Jean-François Lemaire, « L'émulatrice faculté de médecine de Paris sous l'Empire », *op. cit.*, p. 22.

36. Alfred Delvau, *Les Heures parisiennes*, Paris, Librairie centrale, 1866, p. 49-50.

37. Pierre Bourgeois, *Souvenirs d'enfance et de jeunesse*, manuscrit, p. 243.

38. Témoignage du Dr Philippe Isorni confié à l'auteur en 1989.

39. Circulaire du 12 juillet 1929. Recueil des arrêtés de l'Assistance publique (archives de l'Assistance publique).

40. Pierre Godeau, *Les Héritiers d'Hippocrate...*, *op. cit.*, p. 127.

41. Témoignage du Dr Bernard Jamain donné à l'auteur en 1990.

42. Témoignage du Dr Alexandre Negreanu rédigé pour l'auteur en 1993.

43. Gilbert Schlogel, « Pavane pour un internat défunt », *in Pages de garde*. Textes inédits pour l'internat des hôpitaux de Paris, Paris, Gallimard, 2002, p. 274.

44. Lettre d'Henri Le Loc'h au président du comité des internes en exercice, 21 mai 1937 (archives de l'association des internes et anciens internes des hôpitaux de Paris).

45. Procès-verbaux des séances du conseil de surveillance de l'Assistance publique, séance du 6 mars 1902 (archives de l'Assistance publique — 1L37).

46. Procès-verbaux du conseil de surveillance de l'Assistance publique, séance du 21 février 1901 (archives de l'Assistance publique — 1L36).

47. Jean Imbert (dir.), *Histoire des hôpitaux en France*, Toulouse, Privat, 1982, p. 319.

48. Dr Poumiès de La Siboutie, *Souvenirs d'un médecin de Paris, op. cit.*, p. 112.

49. Lettre de Claude Olivier au Dr Regaud, s.d. (archives de l'association des internes et anciens internes des hôpitaux de Paris).

50. Rapport au ministre de l'Intérieur cité par Serge Borsa et Claude-René Michel, *La Vie quotidienne des*

hôpitaux en France au XIXe siècle, Paris, Hachette, 1985, p. 134.

51. Lettre de Jean Soubrane à André Hurez, 7 septembre 1935 (archives de l'association des internes et anciens internes des hôpitaux de Paris).

52. Robert Fasquelle, « Les internes des hôpitaux et les nécessités de l'existence », *Le Concours médical*, 8 mars 1936.

53. Témoignage du Dr Alexandre Negreanu rédigé pour l'auteur en 1993.

54. Lettre de Victor Marchak à Robert Génévrier, 4 janvier 1938 (archives de l'association des internes et anciens internes des hôpitaux de Paris).

55. Archives de l'association des internes et anciens internes des hôpitaux de Paris.

56. *Le Jeune Médecin*, décembre 1933.

57. Lettre de Louis Meyer, s.d. (archives de l'association des internes et anciens internes des hôpitaux de Paris).

CHAPITRE SIX — La salle de garde

1. Jean Quénu, *Notre internat*, Paris, Doin, 1971, p. 262.

2. Jules Claretie, *Les Amours d'un interne*, Paris, 1886, p. 104-105.

3. Procès-verbaux du conseil de surveillance de l'Assistance publique, séance du 2 août 1877 (archives de l'Assistance publique — 1L14).

4. Témoignage du Dr Philippe Isorni donné à l'auteur en 1989.

5. Cité par Claude Dufourmentel, « Éloge de Félix Poilleux », *Bulletin de l'Académie de médecine*, séance du 22 février 1983.

6. Léon Daudet, *Devant la douleur*, Paris, Grasset, 1931, p. 179.

7. Dr Poumiès de La Siboutie, *Souvenirs d'un médecin de Paris*, *op. cit.*, p. 104.

8. Témoignage du Dr Alexandre Negreanu rédigé pour l'auteur en 1993.

9. Dr Louis Véron, *Mémoires d'un bourgeois de Paris*, *op. cit.*, p. 4.

10. Cité par Véronique Leroux-Hugon. *Des saintes laïques. Les infirmières à l'aube de la IIIe République*, Paris, Sciences en situation, 1992, p. 117.

11. Émile Bellier de La Chavignerie, « Une visite aux internes de la Charité », *Le Monde illustré*, 21 janvier 1860.

12. Edmond et Jules de Goncourt, *Journal*, 26 décembre 1860, *op. cit.*, p. 650.

13. *Ibid.*, 30 août 1860, p. 596.

14. Cité par Pierre Mauriac, *La Médecine et l'Intelligence, 1840-1940*, Delmas, 1949, p. 89.

15. Discours du Dr Jean Hallé au banquet de l'internat de 1949.

16. André Finot, *Esculape*, mai 1914, cité sur www.membres.lycos.fr/lycos.

17. Paul Verlaine, *Invectives XV. Œuvres complètes*, tome III, Paris, Librairie Léon Vanier, 1899.

18. Max Jacob, *Le Roi de Béotie*, Paris, NRF, 1921, p. 232.

19. Cité par Pierre Mauriac, *La Médecine et l'Intelligence, op. cit.*, p. 107.

20. Discours du vice-président du jury prononcé à l'occasion de la proclamation des résultats du concours de 1808 (www.leplaisirdesdieux.com).

21. Procès-verbaux des séances du conseil de surveillance de l'Assistance publique, 25 juillet 1895 (archives de l'Assistance publique).

22. Procès-verbaux du conseil de surveillance de l'Assistance publique, séance du 3 juillet 1902 (archives de l'Assistance publique — 1L37).

23. *Ibid.*, 10 avril 1902.

24. Allocution de Paul Lefèvre, président du comité des internes en exercice, au banquet annuel de l'internat, reproduit dans le *Bulletin de l'association des internes et anciens internes des hôpitaux et hospices civils de Paris*, avril-juin 1925.

25. Archives de l'Assistance publique. Dossiers des internes. Bureau des internes.

26. *Ibid.*

27. Robert Soupault, *Récit d'un docteur*, Paris, Éd. du Scorpion, 1966, p. 84.

28. Dr Poumiès de La Siboutie, *Souvenirs d'un médecin de Paris, op. cit.*, p. 101-102.

29. Archives de l'association des anciens internes des hôpitaux de Paris.

30. Registre de correspondances de l'hospice des Enfants-Assistés. Lettre du directeur au directeur général, 17 octobre 1901 (archives de l'Assistance publique).

31. Un grand nombre des cartons d'invitation et des affiches, conservés par les archives de l'Assistance publique, peuvent être très commodément vus sur le site www.leplaisirdesdieux.com.

32. *La Science médicale pratique*, 1ᵉʳ juillet, 1ᵉʳ et 22 octobre, 15 décembre 1928.

33. *La Section médicale*, n° 16, 1924.

CHAPITRE SEPT — Les internes et la politique

1. Bulletin de police du 6 décembre 1804, cité par L. de Lanzac de Labordie, *Paris sous Napoléon. Assistance et bienfaisance, op. cit.*, p. 63. Moreau est un général de la Révolution passé à l'opposition à Bonaparte et accusé de complicité dans le complot royaliste de Cadoudal.

2. Dr Poumiès de La Siboutie, *Souvenirs d'un médecin de Paris, op. cit.*, p. 109-110.

3. *Ibid.*, p. 124.

4. Poumiès de La Siboutie, cité par Emmanuel de Waresquiel et Benoît Yvert, *Histoire de la Restauration*, Paris, Perrin, 1996, p. 19.

5. Cité par Louis Laffort, *Médecins devant la révolution de 1848*, Paris, Le François, 1949.

6. Dr Poumiès de La Siboutie, *Souvenirs d'un médecin de Paris, op. cit.*, p. 133.

7. Baron Richerand, 1825, cité par Jacques Léonard, *La France médicale au XIXe siècle*, Paris, Gallimard/Julliard, 1978, p. 84.

8. Dr Paul Delaunay, *D'une révolution à l'autre. L'évolution des théories et de la pratique médicales*, Bruxelles, Imprimerie de Lielens, s.d.

9. Prosper Ménière, *L'Hôtel-Dieu de Paris en juillet et août 1830. Histoire de ce qui s'est passé dans cet hôpital pendant et après les trois grandes journées*, Paris, Heideloff et Canel, 1830.

10. Louis Blanc, *Histoire de dix ans*, 1846, cité *in* Jean-Louis Bery, *La Révolution de Juillet*, Paris, Gallimard, 1972.

11. Cité par Pierre Mauriac, *La Médecine et l'Intelligence, 1840-1940, op. cit.*, p. 245.

12. Chiffres donnés par Maurice Agulhon, *1848 ou l'Apprentissage de la République*, Paris, Éd. du Seuil, 1973, p. 259.

13. Procès-verbaux du conseil de surveillance de l'Assistance publique, séance du 18 décembre 1867 (archives de l'Assistance publique — 1L8).

14. Edmond et Jules de Goncourt, *Journal*, 27 février 1861, *op. cit.*, p. 669.

15. *Ibid.*, tome II, p. 409.

16. Cité par Pierre Mauriac, *La Médecine et l'Intelligence, op. cit.*, p. 252.

17. Daniel Amson, *Gambetta ou le Rêve brisé*, Paris,

Tallandier, 1994, et Pierre Antonmattei, *Gambetta, héraut de la République*, Paris, Michalon, 1999.

18. Cité par Véronique Leroux-Hugon, *Des saintes laïques. Les infirmières à l'aube de la IIIe République*, *op. cit.*, p. 18.

19. Procès-verbaux du conseil de surveillance de l'Assistance publique, séance du 21 février 1901 (archives de l'Assistance publique — 1L36).

20. Conférence Laennec, *Bulletin mensuel*, n° 16, octobre 1932.

21. Julien Besançon, *Ma médecine*, Paris, La Clé d'or, 1948, p. 185.

22. Michel Forest, *Le Rôle du médecin à la tranchée*, Thèse de médecine, Paris, Le François, 1916, p. 9.

23. Journal de guerre de René Desnoyers, p. 74 (Centre de documentation de Châteauneuf-sur-Loire — C125D).

24. Témoignage du Pr André Lemaire donné à l'auteur en 1991.

25. Procès-verbaux des séances du conseil de surveillance de l'Assistance publique, séance du 5 décembre 1918 (archives de l'Assistance publique — 1L54).

26. *Ibid.*

27. Cité par Pierre Porcher, « Éloge de M. Bernard Fey », *Bulletin de l'Académie de médecine*, séance du 19 novembre 1968, p. 508.

28. Jean Quénu, *Notre internat*, Paris, *op. cit.*, p. 232.

29. Paul Bregeat, « Éloge de Maurice Aubry », *Bulletin de l'Académie de médecine*, séance du 31 mars 1981.

30. Témoignage de Pierre Suire rédigé pour l'auteur en 1994.

31. Bénédicte Vergez, *Les Internes et anciens internes des hôpitaux de Paris de 1918 à 1945*. Thèse pour le doctorat en histoire, Institut d'études politiques de Paris, 1995, chapitres 8 et 9.

32. Raymond Dupuy, « Curieux oral », *La Science médicale pratique*, 15 février 1934.

33. « Quand certains de nos médecins sont malades », *L'Action*, n° 7, septembre 1936.

34. Journal de René Desnoyers, 14 juin 1940, *doc. cit.*

35. Note du 28 novembre 1940. Recueil des arrêtés de l'Assistance publique. Année 1940, p. 257 (archives de l'Assistance publique).

36. Témoignage du Pr Gabriel Richet donné à l'auteur en 1993.

37. Cité universitaire. Répertoires et registres du personnel, 1941-1944 (archives de l'Assistance publique — Foss 53).

38. Témoignage du Pr Gabriel Richet donné à l'auteur en 1993.

39. Bénédicte Vergez-Chaignon, *Le Docteur Bernard Ménétrel. Éminence grise et confident du maréchal Pétain*, Paris, Perrin, 2002.

40. Bénédicte Vergez, *Les Internes et anciens internes des hôpitaux de Paris de 1918 à 1945, op. cit.*, chapitre 14.

41. *Ibid.*, chapitre 16.

42. Plan sanitaire et social proposé par le bureau de l'Amicale des médecins radicaux (1956) (archives de l'Assistance publique — Foss 656).

43. *Médecine, santé publique, population*, Paris, Éd. du Médecin français, 1945.

CONCLUSION

1. Lettre de René Rouchy à Jean Chenebault, 25 juillet 1938 (archives de l'association des internes et anciens internes des hôpitaux de Paris).

2. Robert Debré, *L'Honneur de vivre, op. cit.*, p. 138.

3. Dr Louis Véron, *Mémoires d'un bourgeois de Paris, op. cit.*, p. 7.

4. Henri Lestradet, « Éloge de Georges Desbuquois (1901-1989) », *Bulletin de l'Académie de médecine*, séance du 27 mars 1990.

5. Dr Louis Véron, *Mémoires d'un bourgeois de Paris, op. cit.*, p. 7.

6. Henri Lestradet, « Éloge de Georges Desbuquois (1901-1989) », *art. cit.*

7. Témoignage du Pr René Küss donné à l'auteur en 1990.

8. Bernard Copel, « L'externe », *art. cit.*

9. Témoignage du Dr Louis Teyssier donné à l'auteur en 1992.

10. *Jean Maës, chirurgien à Abbeville de 1933 à 1970*, s.l., Imprimerie F. Paillart, 1973, p. 18.

11. Lettre du Dr Jean Scheid à l'auteur, Troyes, 26 novembre 1993.

12. Jacques Léonard, *La Vie quotidienne du médecin de province au XIXe siècle*, Paris, Hachette, 1977, p. 17.

13. Témoignage du Dr Pierre Suire donné à l'auteur en 1994.

Table des matières

www.ingramcontent.com/pod-product-compliance
Lightning Source LLC
Chambersburg PA
CBHW051810150726
47998CB00001B/95